Knaur.

Knaur.

Über die Autoren:
Ann Wolff und Ben Hase sind Pseudonyme. Dahinter verbergen sich eine Frau und ein Mann, beide renommierte Journalisten.

Ann Wolff
Ben Hase

SEX
zum Selbermachen

Erotikratgeber empfehlen –
Wir probieren's aus

Knaur Taschenbuch Verlag

Besuchen Sie uns im Internet:
www.knaur.de

Originalausgabe August 2009

Redaktion: Julia Sommerfeld
Umschlaggestaltung: ZERO Werbeagentur, München
Umschlagabbildung: panthermedia / Chris Schäfer
Satz: Adobe InDesign im Verlag
Druck und Bindung: CPI – Clausen & Bosse, Leck
Printed in Germany
ISBN 978-3-426-78237-8

2 4 5 3 1

INHALT

VORSPIEL

ER:

Ich bin ein Mann. Nicht dass ich mich darin selbst vergewissern müsste, aber es ist für die Ausgangslage dieses Buches nicht unwichtig. Ich bin Mitte dreißig, das sage ich, wenn mich jemand nach dem Alter fragt, doch ehrlich gesagt, gehe ich schon dem Ende meiner Dreißiger entgegen, aber darüber mag ich im Moment nicht nachdenken. Ich bin 37, und das ist näher an 35 als an 40. Also: Mitte dreißig.

Ich habe mal gelesen, dass jeder Mann achtmal am Tag an Sex denkt. Das scheint mir untertrieben. Es ist eher so, dass ein Mann dreizehnmal am Tag nicht an Sex denkt. Warum das so ist? Es soll Wissenschaftler geben, die das mit dem Fortpflanzungstrieb erklären und auch sonst allerlei Experimente mit Mäusen und Affen machen, um zu beweisen, dass ein Mann gar nicht anders kann, als an Sex zu denken. Dass es sich bei diesen Wissenschaftlern ausschließlich um Männer handelt, kann kein Zufall sein. Wahrscheinlich suchen sie Erklärungen für ihr eigenes Verhalten.

Eines dieser Experimente geht mir nicht aus dem Kopf: Man setze zwei Mäuse in einen Käfig. Ein Weibchen und ein Männchen. Anfangs betätigen sie sich noch im Beischlaf. Nach einiger Zeit läuft aber nichts mehr zwischen den beiden. Man tausche dann das Weibchen gegen ein anderes aus, und schon geht beim Mäuserich wieder die Post ab.

Für dieses Experiment hätte man keine Mäuse gebraucht. Man hätte einfach eine beliebige Beziehung nehmen können, die von meinem Freund Paul zum Beispiel oder von Horst Seehofer, von Balthazar Getty oder Brad Pitt. Alle diese Männer haben irgendwann größere Lust auf eine andere Frau als ihre eigene entwickelt. Ich bin da keine Ausnahme.

Das wäre der nächste Punkt: Ich bin nicht nur Mann und Mitte dreißig, ich bin dazu noch liiert, und das seit mittlerweile zehn Jahren. Ich weiß, wie es den Mäusen ergeht.

Anfangs hatten wir noch wilden Sex, ich war Mitte zwanzig, Ann Wolff vier Jahre älter und keine Kostverächterin, wie sie das bezeichnen würde. Eine Frau mit Affären, One-Night-Stands, großer Obsession. Sie war die erste Frau, die mir sehr unverblümt sagte – wir saßen in ihrem Zimmer, sie auf dem Bett, ich an ihrem kleinen runden Tisch, der in einer Ecke ihres Zimmers stand –: »Ich will mit dir schlafen.« Das war wunderbar, weil ich mir oft dieses Moments nicht sicher war, in dem ich als Mann die erste Berührung suchen musste. Wir trieben es in der ersten Zeit auf dem Wohnzimmertisch, im Sitzen, im Stehen, unter der Dusche, von vorne, von hinten, von oben und unten. Das ist zehn Jahre her.

Heute treiben wir es einmal in zehn Tagen, nicht mehr auf dem Wohnzimmertisch, im Sitzen nur sehr selten, im Stehen gar nicht mehr, unter der Dusche auch nicht, von vorne und nur noch selten von hinten. Ich behaupte: Diese Entwicklung liegt nicht an mir. Meine Lust ist über all die Jahre am Leben geblieben. Ich dachte früher den ganzen Tag an Sex, ich denke heute den ganzen Tag an Sex. Gerade wieder. Meine Phantasie ist nahezu grenzenlos. Ich denke an Dreier, an Sex im Park, auf der Hantelbank, beim Ringen, in Fesseln, an Orgien und noch ganz andere Sachen.

Und da kommen wir zum nächsten Punkt: Ich bin nicht nur Mann, Mitte dreißig und seit zehn Jahren liiert, sondern auch noch Familienvater. Ann Wolff und ich haben zwei kleine Jungs, deren Kinderzimmer schräg gegenüber von unserem Schlafzimmer liegt – Luftlinie zwei Meter. Das ist weniger ein Problem für mich als für sie. Bevor es losgeht, steht sie immer auf und schließt die Tür. Das ist zum Sinnbild unserer Sexualität geworden.

Seit die Kinder auf der Welt sind, hat sich unser Sexleben verändert. Weil Ann nach den zwei Geburten lange, lange keine Lust mehr auf Sex hatte. Sie hat sich einfach nicht mehr wohl gefühlt in ihrem Post-Schwangerschafts-Körper. Darüber habe ich noch nichts gelesen, wie sich Mäuse nach der Schwangerschaft verhalten. Aber ich kann es mir denken, denn ich habe schon mit zu vielen Mäusen geredet, und da die Gleichung offenbar sehr einfach ist: Mäuse = Männer, werden auch die Mäuseriche als Väter dürre Zeiten durchleben. So leiden Frauen wie Männer, die einen während der Geburt, die anderen danach. Einer meiner Freunde zeigte mal beim

Spaziergang durch den Park auf seine beiden Söhne und sagte: »Da laufen meine Keuschheitsgürtel.«

Für mich als Mann ist es nicht zu verstehen, dass Frauen offenbar auf Sex verzichten können, auch wenn es nur für ein paar Jahre ist. Offenbar haben Frauen, was Sex angeht, eine andere Zeitrechnung. Sie rechnen schließlich auch nach Mondphasen und haben merkwürdige Drehkalender, die sie befragen, um den Mann dann im Negligé zu empfangen und ihn, eh er sichs versieht, im Bett haben. Und da soll dann einer sagen, Männer seien zielorientiert! Nein, wir wollen Sex, weil wir einfach Spaß haben wollen, Vergnügen, Aufgeregtheit, Geilsein.

Deswegen zweifele ich auch an den Ergebnissen der wissenschaftlichen Versuche. Wenn ich Sex will, will ich kein Kind zeugen. Um Fortpflanzung ging es nur zweimal. Ich will Sex, weil es einfach irrsinnigen Spaß macht. Zumindest meistens. Was natürlich einen Rückschluss zulässt, über den ich mal nachdenken sollte. Offenbar macht Ann der Sex nicht so viel Spaß wie mir. Was ja, das wäre zumindest denkbar, auch an mir liegen könnte. Vielleicht wäre sie mit einem anderen Sexualpartner wieder voller Lust? Woran liegt es nur, dass in jeder Beziehung mit der Zeit die Lust auf den Partner vergeht?

Natürlich trifft man immer wieder einen Mann oder eine Frau, die ganz erstaunt und fast schon mitleidig reagieren, wenn er oder sie erfährt, dass man selbst nur noch im Zwei-Wochen-Rhythmus verkehrt. »Echt?«, heißt es dann, »ist das nicht total unbefriedigend? Also, mir wäre das zu wenig.« Des Weiteren erfährt man, dass sie total scharf aufeinander sind, und das noch nach acht Jahren, und dass sie eigentlich zweimal am Tag Sex miteinander haben und die Petra auch noch total offen ist und ihn vor kurzem damit überrascht hat, dass sie unter dem kurzen Kleid kein Höschen trug. »Wie, du hast noch nie einen Dreier gehabt? Da hast du aber was verpasst.« Und dann erfährt man, dass Petra eine Freundin hat, die auch ganz offen ist.

Gott, wie ich diese Gespräche hasse! Aber glücklicherweise sind sie sehr selten. Mittlerweile bin ich auch überzeugt, dass Frauen wie Petra reine Phantasiegeschöpfe sind, die sich Männer ausdenken, um vor anderen Männern aufzutrumpfen, weil sie in Wirklichkeit unter irgendeinem Komplex leiden. Jeder Mann träumt von einer solchen Petra, aber ich bin mir mittlerweile, mit Mitte dreißig, sicher: Es gibt sie nicht. Ich habe lange für sie gekämpft, die letzte Schlacht ist auch noch nicht geschlagen, aber die Moral des Kämpfers ist mit den Jahren deutlich geschwächt. Einige Male schon habe ich heftige Diskussionen mit Ann geführt, in denen ich die Petras verteidigt habe in Person von Gina Wild. Ich hatte ihre Biographie gelesen, »Ich, Gina Wild!«. Sie beschreibt, wie aus der braven Krankenschwester der Pornostar wurde, der immer Spaß am Sex hat, vor der Kamera genauso wie fernab davon. Sie beschreibt – und vor allem die Passage ist mir in Erinnerung geblieben –, welch unglaubliche Freude es ihr bereitet, ihren Mann zu blasen, ganz ohne Gegenleistung, es reicht ihr zu sehen, wie glücklich es ihn macht.

Ann kann das nicht akzeptieren. »Das ist wohl dein Traum, was?«, sagt sie mit einem durchaus aggressiven Unterton. Als Nächstes kommt dann: »Wenn du auf so einen Frauentyp stehst, frage ich mich ja, warum du eigentlich mit mir zusammen bist.« Dann kommt die feministische Abhandlung, dass Frauen wie Petra beziehungsweise Gina den Kampf der Frauen um Emanzipation hintergingen, weil sie sich zu Objekten männlicher Phantasien degradieren ließen. Keiner Frau, so musste ich erfahren, mache es Spaß, Männern tagein, tagaus einen zu blasen. Auch Petra und Gina nicht. Es wäre für jede Beziehung einfacher, das zu glauben.

Es ist einfach so, nach einem Jahr ist es vorbei mit dem Übereinanderherfallen. Das ist vielleicht nicht romantisch, aber lebensnah. Also Mann, finde dich damit ab!

Aber Mann will sich nicht damit abfinden. Weil dem Mann offenbar der Sex doch viel wichtiger ist als der Frau. Und weil für den Mann die Vorstellung, bis ans Ende seines Lebens Blümchensex im Zwei- bis Vier-Wochen-Rhythmus zu haben, keine wirklich schöne ist. Mann fragt sich, warum es sich dann überhaupt zu leben lohnt, und findet Halt im Fußball. Warum ist es aber so, dass die Lust auf den Partner schwindet?

Ein Grund, davon bin ich überzeugt, ist die Phantasie. Sex findet zum großen Teil im Kopf statt, es ist die eigene Phantasie, die Lust entfacht. Gerade gestern hat mir Ann erzählt, wie gern sie einfach nur irgendwo sitzt und Menschen beobachtet. Das tue ich auch gern, damit kann ich Stunden verbringen. Der Unterschied zwischen uns ist einfach: Ann stellt sich dann vor, was die Menschen beruflich machen, wie sie heißen könnten, und entwirft ganze Biographien. Ich stelle mir vor, wie sie im Bett sind. Hauptsächlich bei Frauen. Ich schaue sie mir an und versuche in ihrem Aussehen und ihrem Verhalten Hinweise darauf zu finden, wie sie beim Sex sein könnten. Dominant, devot, blasen sie gern oder nicht, lassen sie sich anal nehmen, werden sie obszön, tragen sie Stiefel, schlagen sie, beißen sie, kratzen sie, sind sie laut oder leise, sind sie gern oben oder unten, mögen sie Fesseln, Dildos, mögen sie es hart oder sanft, lassen sie sich dabei zuschauen, pinkeln sie einen an – ganz normale Männerfragen eben. Und ich bin weiß Gott nicht der Erfinder dieses Spiels. Ich allein kenne mindestens drei andere Männer, die sich beim Anblick von fremden Frauen ähnliche Gedanken machen.

Was ich damit sagen will: Sex ohne Phantasie geht nicht. Und nicht selten ist die Phantasie besser als der Sex. Die Phantasie bestimmt den Grad der Erregung. Es ist natürlich leichter, Phantasien auf eine Frau zu projizieren, die einem fremd ist, weil sie viel mehr Freiheit lässt für die eigene Vorstellung. Die eigene Partnerin kennt man (oder glaubt sie zu kennen), man weiß, ob sie gern bläst oder nicht, man weiß, wie sie stöhnt und wie sie darauf reagiert, wenn man sie anal nehmen möchte, man weiß, dass sie nicht beißt und schlägt, nur manchmal kratzt, aber viel zu sanft, dass sie gern oben sitzt, sich nicht zuschauen lässt oder lieber ins Klo pinkelt als auf den Mann.

Ein Freund von mir, der sehr glücklich ist mit seiner

Freundin und kurz davor, mit ihr Kinder zu bekommen, sagte mal in einem Gespräch über Sex: »Ich komme morgens ins Bad und sehe, wie Anja auf dem Topf sitzt und kackt, verstehst du, was ich sagen will? Das steigert nicht gerade die Lust.« Es ist einfach sehr viel schwieriger, Phantasien zu entwickeln, in denen es um die Frau geht, mit der man den Alltag lebt, die man auf dem Klo sitzen sieht, mit der man sich darüber streitet, wer den Müll runterbringt und wer einkaufen geht, und von der man weiß, an welchen Stellen sie mit Cellulitis zu kämpfen hat.

Neben der Phantasie gibt es natürlich noch einen anderen Grund, warum es uns Männern so schwerfällt, über Jahrzehnte hinweg Lust auf die eigene Partnerin zu verspüren: den Fortpflanzungstrieb. Wir können nicht anders. Es reicht nicht, unseren Samen ins Waschbecken zu vergießen, er muss in möglichst viele Frauenschöße. Wie sagte Mozart? Es wäre unfair all den anderen Frauen gegenüber, wenn er nur mit einer schliefe.

Ich denke, dass ich ausreichend und für jeden Mann nachvollziehbar beschrieben habe, in was für einer Situation ich mich befinde. Mann, Mitte dreißig, seit zehn Jahren liiert, Vater von zwei kleinen Kindern, Sex im Kopf: ständig. Sex in real: zwei bis dreimal im Monat.

Odysseus hatte die Vernunft, sich an den Mast fesseln zu lassen, als die Sirenen ihn riefen. Das ist einer von vermutlich noch ein paar anderen Merkmalen, die mich von Odysseus unterscheiden. Ich ließ mich zwar auch fesseln, aber von der wunderschönen, jungen Frau mit den dunklen Haaren und den blauen Augen, die ich kennengelernt hatte. Meine Sirene. Sie erhörte mein Rufen. Und dann hatte ich das, was man gemeinhin als Affäre bezeichnet. Mein Abenteuer. Noch bevor wir gemeinsam ins Bett stiegen, sagte sie solche Sachen wie: »Sex ist das Schönste auf der Welt, ich will ihn jeden Tag haben.« Oder: »Solange es beiden gefällt, ist alles möglich.« Natürlich hat das meine Phantasie beflügelt. Diese Frau erschien mir so offen und total unverkrampft. Ich hatte keine Hemmungen, ihr von meinen Träumen zu erzählen. Und letztlich war es das, was mich so erregt hat. Die Selbstverständlichkeit, die Sex für sie hatte. Der Sex kam wie ein Taifun in mein Leben.

Mit Ann hatte ich mich, nach einem anfänglichen Sturm, an eine mäßige Brise gewöhnt. Aber auf einmal war Sex wieder so wie am Anfang. Wollüstig und wild. Es war offenbar: Ich hatte meine Gina gefunden. Der Sex blieb ein Taifun – vielleicht weil die Affäre nach drei Wochen beendet war. Die Freunde, denen ich davon erzählt habe, sagten alle: Wenn es dazu gekommen wäre, dass wir einen gemeinsamen Alltag hätten leben müssen, wäre auch der Taifun zu einer lauen Brise verkümmert. Im Falle, dass sie recht haben, gibt es nur eines: Der Alltag muss weg! Man muss ihn fertigmachen, lynchen oder für immer wegsperren.

Die andere Möglichkeit wäre, die Beziehung zu beenden, bevor der Alltag sie zu drangsalieren beginnt. Das ist es, was einer meiner Freunde sagt, der gerade seine Familie verlassen hat, weil er eine Frau getroffen hat, die ihn sexuell reanimiert nach Jahren des hormonellen Stillstands. Er stellte die These auf, dass es vielleicht einfach so sei, dass man nach einer bestimmten Zeit eine neue Partnerin brauche. Beide Methoden haben ihre Anhänger. Die einen nennt man wohl beziehungsunfähig, die anderen sind die Beziehungsarbeiter, die zu der Erkenntnis gekommen sind, dass eine Partnerschaft auch Mühen kostet, dass man an ihr arbeiten müsse und dass man es zusammen hinbekommt. Für diese Menschen werden all die Beziehungsratgeber geschrieben, sie sind es auch, die eine ganze Berufsgruppe am Leben halten: die Paartherapeuten. Es geht darum, wieder Zeit miteinander zu haben, wieder miteinander zu reden und nicht aneinander vorbei, zu lernen zuzuhören, den anderen wahrzunehmen, es geht um kleine Aufmerksamkeiten und Komplimente. All das, was auch Ann und ich uns schon vorgenommen haben, mit mehr oder weniger großem Erfolg.

Aber weil es in diesem Buch um Sex gehen soll, werde ich keine großen Ausschweifungen machen und nicht von unserem alltäglichen Miteinander berichten, sondern wieder auf das eigentliche Thema kommen. Uns beiden ist klar, dass unser Sexleben suboptimal ist. Die Beben, die unsere Orgasmen auslösen, bekämen auf der nach oben offenen Richterskala von mir eine 3,5. »Sehr leicht. Oft spürbar. Schäden jedoch sehr selten.« Weniger als 2,0 gilt als »nicht zu spürendes Mikroerdbeben«. So schlimm ist es nicht, aber sie lassen weder Zimmergegenstände (sichtbar) wackeln (4,0–4,9), noch hinterlassen sie Zerstörungen im Umkreis von 70 Kilometern (6,0–6,9). Die großen Fragen sind: Wie schafft man es, dass Sex mit der Frau, mit der man seit zehn Jahren zusammen ist, wieder ein Beben der Stärke 6,5 auslöst? Wie schafft man es, dass man wieder Lust aufeinander hat, jenseits der zwei Male im Monat? Wie schafft man es, dass die Frau, mit der man morgens schweigend am Tisch sitzt, wieder erotische Phantasien weckt, und zwar solche, die von ihr handeln?

Ann hatte die Idee, einen Sextest zu machen. Es gibt eine Seite im Internet (www.theratalk.de), die Paaren die Möglichkeit bietet, das partnerschaftliche Sexleben zu überprüfen. Jeder beantwortet für sich selbst diverse Fragebögen, in denen es um die Zufriedenheit beim Sex geht, um die eigene Lust, die eigenen Träume und Wünsche, und am Ende werden beide Fragebögen miteinander verglichen. Die Fragebögen sind sehr detailliert. Von »Wie gern mögen Sie es, wenn Ihre Partnerin Sie im ganzen Gesicht küsst?« bis »Wie gern mögen Sie es, wenn Ihre Partnerin sie anal leckt?«. Es gibt verschiedene Möglichkeiten zu antworten: »Eher ungern, ungern, sehr ungern, sehr gern, gern, eher gern«. Es dauert eine gute Stunde, bis man sich durch alle Fragen gekämpft und die passenden Antworten gegeben hat.

Beim Ausfüllen wurde mir klar, dass es Dinge gibt, über die ich mir auch schon Gedanken gemacht, über die ich mit Ann aber noch nie gesprochen habe, weil es mir unangenehm ist. Obwohl oder vielleicht gerade weil wir uns schon so lange kennen. Wahrscheinlich wäre es am Anfang unserer Beziehung einfacher gewesen, sie zu fragen, ob sie mich anal lecken möchte, als nach zehn Jahren. Das liegt am Bild, das man sich voneinander gemacht hat, und der Angst davor, es könnte ein Trug gewesen sein, was fast ein Vorwurf wäre und den Charakter eines Vertrauensbruchs hätte. »Wieso hast du mir nie gesagt, dass du darauf stehst?«

Das Entscheidende am Sextest ist die Auswertung: Unser »Loverability-Index« beträgt 33, was bedeutet, dass ich 33 Prozent von Anns Wünschen erfülle. Ein Drittel, das ist nicht wirklich viel, ein Ergebnis, das nur Politiker imstande wären schönzureden. Der durchschnittliche Loverability-Index bei Männern liegt offenbar bei 44 Prozent. Glücklicherweise ist das aber nicht der wichtigste Teil der Auswertung, sondern eine Liste der Wünsche meiner Partnerin, die ich besonders leicht umsetzen könne, weil sie zu meinen eigenen Wünschen und Vorlieben gut passen. Da wären: »Meinen Schwanz zwischen den Brüsten meiner Partnerin reiben. Sich vor ihren Augen selbst befriedigen. Beim Sex richtig grob sein. Und mit meiner Partnerin Sex im Freien haben.« Dann wären da noch die Wünsche, von denen Ann angegeben hat, sie gern etwas häufiger zu erleben: »Die Innenseite ihrer Oberschenkel streicheln. Die Innenseite ihrer Oberschenkel küssen. Die Innenseite ihrer Oberschenkel lecken. Ihr beibringen, wie sie meinen Schwanz stimulieren kann, um mich zum Orgasmus zu bringen. Die Hand meiner Partnerin beim Sex direkt dorthin führen, wo ich sie gern hätte. Beim Sex gierig und fordernd sein.« Insgesamt ist es eine Liste aus 28 Punkten. Zum Schluss gibt es noch eine Anleitung. Ich soll mir drei Wünsche meiner Partnerin aussuchen und sie dann nacheinander umsetzen, wobei ich hinterher an der entsprechenden Stelle ein Kreuzchen machen darf. Danach soll ich mir weitere drei Wünsche aussuchen und dann nochmals drei, so lange, bis ich all ihre Wünsche erfüllt habe. Am Ende sollten es alles in allem 48 Kreuzchen sein. Was bei unserer derzeitigen Sexualfrequenz etwa zwei Jahre dauern würde.

Das ist aber nicht alles. Gerade ist ein riesiges Paket gekommen voller Bücher, die Ann bestellt hat. Mehr als ein Dutzend Sexratgeber. Auf den meisten sind Bilder von glücklichen Paaren, die sich lüstern anschauen oder in andeutungsvollen Posen miteinander verkehren. Wie alles andere im Leben kann man auch den erfüllten Sex lernen – das ist die Botschaft. Man muss nur wollen. Und wieso sollte ich nicht wollen? Welcher Mann würde sich schon dagegen wehren, viel Sex zu haben?

Ann sagt: »Einen Versuch ist es wert. Lass uns einfach mal ausprobieren, was die Sexratgeber empfehlen.«

»Ja«, sage ich, »einen Versuch ist es auf jeden Fall wert.«

Ich erinnere mich, dass mein Vater früher Bücher kaufte mit Titeln wie »Auto reparieren – selbst gemacht«, und ich war immer fasziniert, wie er diese Bücher aufschlug und dann anfing, die Zündkerzen zu wechseln oder den Filter, genau die einzelnen Schritte befolgend. 1. Die Haube öffnen. 2. …

Wir werden sehen, ob sich der Sex zwischen Ann und mir reparieren lässt wie ein alter Opel Kadett. Vielleicht kommt unser Sexleben wirklich wieder in Schwung. Auf jeden Fall ist es ein Versuch, der viel Sex in den nächsten Wochen und Monaten verspricht.

SIE:

Ich bin eine Frau. Sorry, aber ich kann nichts dafür, dass ich nicht dauernd Lust habe. Es liegt nicht mal an meinem Alter, ich bin jetzt vierzig, aber früher wollte ich auch nicht öfter. Nein, ich glaube nicht. Ungefähr alle zweieinhalb Monate. Ja, ziemlich genau nach zweieinhalb Monaten bekomme ich von mir aus Lust. Als ich noch keine Dauerbeziehung hatte, also eine, in der man unter anderem dauernd Lust haben sollte – wie die Leute meinen –, da habe ich mich dann, nach zweieinhalb Monaten, hie und da mit einem mehr oder weniger Fremden verlustiert. Das hat oft Spaß gemacht. Gar nicht so sehr der Akt, ganz wenig das Danach, aber besonders das Davor.

Leider hat die Natur ja nicht bedacht, dass wir Menschen einen auf Monogamie machen wollen, und dann haben wir nach ein paar tausend Jahren noch ein anderes ihrer Gesetze über den Haufen geworfen: das der Vergänglichkeit. So dass wir mindestens 50, 60, 70 Jahre mit ein und demselben Menschen Tisch und Bett und Fernseher und Langeweile teilen. Wenn ich die Natur wäre, ich würde sagen: Bei euch piept's wohl?! Jetzt wollt ihr auch noch endlos Lust aneinander haben, Mannomann, seid ihr unersättlich und undankbar – eure Welt ist ja total aus den Fugen geraten!

Aber ich bin eben nur eine Frau, tut mir leid, und ich muss jetzt zum x-ten Mal das Klischoe wiederholen: Das Vorspiel ist das Schönste am ganzen Sex. Damit meine ich nicht, was damit immer gemeint ist, also das, worauf Männer angeblich überhaupt keine Lust haben, sondern: die Herleitung. Der Flirt, das Flirren, der Thrill. Das geht nur mit einem Unbekannten. Und nicht mit dem Altbekannten.

Und dann bin ich innerhalb meiner Gattung auch noch ein Extremfall: Ich fürchte, ich bin eher dem Kopf als dem Körper zugeneigt. Kaum etwas finde ich so anziehend wie Witz. Wenn jemand schlau ist, humorvoll und geistreich, dann werde ich zur Verbalerotikerin. Womit ich jetzt wieder nicht meine, was Männer damit meinen, sondern: Es ist doch am geilsten, wenn durch einen doppeldeutigen Schlagabtausch per Dialog unter den Wörtern alles brummt und flirrt und prickelt.

Nach zehn Jahren mit demselben Partner findet leider kaum mehr Pingpong statt. Höchstens in der Hosentasche. Oder vorm Fernseher, in einer Screwball Comedy, aber die guten sind fast so ausgestorben wie der Witz.

Wenn ich mich an die Statistik halte, werde ich noch knapp 42,3 Jahre leben. Wenn ich so weitermache wie in den letzten Jahren, also ungefähr alle 14 Tage mit Ben Hase Sex habe, statt alle zweieinhalb Monate mit einem Fremden – dann werde ich noch 1092-mal Sex haben … Wahnsinn! So oft!!

Sicher denken Sie jetzt: Die tickt wohl nicht ganz richtig? Meint die das ernst: so wenig?!

Mhm. Ich fürchte schon. Vielleicht untertreibe ich ein ganz klein wenig. Es kommt schon mal vor, dass ich gleich sieben Tage danach Sex habe. Oder dass ich nach drei Wochen von mir aus Lust habe. Es kann aber auch passieren, dass sie erst nach drei Jahren kommt. Die Therapeutin meiner Freundin hat gesagt: Drei Jahre dauere es in der Regel, bis eine Frau nach der Entbindung wieder richtig Lust bekäme. Als ich das in meinem gesamten Freundinnenkreis herumerzählt habe, haben alle spitze Schreie ausgestoßen. Vor Glück darüber, dass ihnen von berufener Stelle die Absolution für ihre Unlust gegeben wurde.

Meine Kinder sind jetzt sechs und fast vier. Ich bin keine Stillmutter mehr, deren Körper von Empfängnis auf Fürsorge umfunktioniert wurde. Ich bin wieder ein Individuum, ein unteilbarer Mensch. Beziehungsweise ein Frau in ihren besten Jahren. Zumindest sollen sie das sein, das sagen alle, die die Midlife-Crisis überlebt haben. Mit vierzig weiß ich, was ich will, kann und brauche. Wenn ich es mal schaffe, von der plötzlichen Erkenntnis über die Mitte des Lebens und der sich anbahnenden Endlichkeit desselben zu abstrahieren – dann kann ich begreifen: Es geht mir gut. Ich kann meinen Beruf so allmählich. Ich will noch was erleben, Abenteuer, Reisen, meine Kinder groß werden sehen. Und ich brauche kaum Sex. Mir fehlt fast nichts.

Vielleicht mal ein Verehrer. Nicht wegen des Sex, glaube ich. Gut, es wäre schon nett, mal wieder richtig viel Leidenschaft. Aber vor allem möchte ich gern wieder verehrt und hofiert und für außerordentlich befunden werden. Und nicht für alltäglich. Muss aber auch nicht sein. Ben Hase ist nämlich schon ein Spitzentyp.

Schön, gescheit, einfühlsam. Und wenn er will, auch witzig.

Jedoch: Es ist nicht so, dass ich mit meiner tendenziell unterschwelligen Frequenz zufrieden wäre. (Ist sie doch: leicht unterschwellig, oder? Sie haben doch bestimmt öfter als alle 10, 14 Tage Sex mit Ihrem langjährigen Partner?) Etwas muss sich ändern! In der Mitte des Lebens ist man immer nur halb zufriedenzustellen. Vorher war mein Glas immer halb voll; mit meinem 40. Geburtstag wurde es schlagartig halb leer. Dass ich mit meiner Frequenz nicht zufrieden sein kann, hat mehrere Gründe (in meinem Alter weiß man, dass es niemals nur einen Grund gibt).

Erstens habe ich Ben Hase. Der ist ein Mann. Also so gut wie eine Maus.

Zweitens kann sich kein Mensch dem Zeitgeist entziehen, und der schreit leider nicht nach Konversation am Kamin, sondern nach allem, was Jugend verspricht: ungestüm sein und knackig, fit und neugierig und spontan, für jedes Abenteuer offen, ein bisschen unerfahren und nicht total abgebrüht, aber vor allem eins: sexuell aktiv. Der Zeitgeist will in diesen gesunden Zeiten zwar keine Drogen mehr, keinen Qualm und keinen Rock 'n' Roll, bei dem irgendwas zu Bruch gehen könnte – aber Sex will er doch, zumindest nach der Eheschließung. Der Zeitgeist ist nicht immer logisch. Aber überall. Und so habe auch ich das Rauchen aufgegeben, ich trinke nicht mehr, bis ich die Beherrschung verliere, esse viel Obst und Gemüse und gehe neuerdings dreimal die Woche joggen und natürlich zum Yoga. Der Zeitgeist ist jung und gesund. Fehlt nur noch der Sex. Gegen diesen Imperativ komme nicht mal ich an, eine Frau in ihren besten Jahren.

Drittens fehlt mir in meinem Alltag nicht selten der wahnsinnig wichtige Wellness-Effekt. Dieses wohlige Gefühl, wenn man sich nach ordentlich Körperkontakt schön durchgenudelt fühlt; wenn die Hautoberfläche weich wird wie warmer Pudding; wenn man seinem Partner in den ersten Stunden danach häufiger anlächelt und ihm vielleicht auch mal über die Härchen auf den Unterarmen streichelt, einfach so, weil man sich berührt. Weil man sich liebt.

Und viertens ist fast alles andere zweck-, nutz- und zielorientiert. Effizienz beherrscht mein Leben. Alles soll zu irgendetwas führen. Ich arbeite, um zu leben, ich schlafe, um mich zu erholen, ich gehe einkaufen, um zu essen, ich lese Zeitung, um dem Abendland bewusst in den Untergang zu folgen, ich höre meinen Freundinnen zu, damit sie mir auch mal zuhören, Musik aber höre ich kaum mehr, ein absurdes Theaterstück habe ich seit bestimmt 23 Jahren nicht mehr gesehen. Nur meine Kinder, die liebe ich einfach so. Oder doch, weil sie mir einen Sinn im Leben geben? Egal, denn im Grunde leiste ich mir überhaupt keinen Unsinn. So was wie Fußball. Oder Sex. Manchmal mag ich gutes Essen, als wäre es der Sex des Alters. Nur leider führt das zu nichts, denn Ben Hase mag noch lieber grünen Rasen. Ich tue rein gar nichts aus Spaß an der Freud.

Würde ich aber gern. Und auch mehr Lust wäre schön. Ich habe schon überlegt, ob ich dafür Hormone schlucken könnte. In den letzten Wochen meiner beiden Schwangerschaften hatte ich sehr viel Lust, nicht 13-mal am Tag, aber ein-, zweimal bestimmt. Das war toll! Es überkam mich einfach so, ohne dass ich mich dafür anstrengen musste. Ich habe in dieser Zeit begonnen, Ben Hase besser zu verstehen. Aha, habe ich gedacht, so ist das also: Die Lust ist einfach da, fast dauernd, sie pulsiert so durch meinen Körper durch. Sie ist ein Bestandteil des Lebens, morgens, mittags, abends, nachts. Irre!!

Natürlich habe ich auch schon mal überlegt, ob ich vielleicht nicht ganz dicht bin. »Frigide« hat man das früher genannt, wenn die Libido nicht so recht wollte. Glaub ich aber nicht. Wenn ich mich mal überwunden habe, dann werde ich schon lustig. Man muss nur ein paar Knöpfchen drücken, dann kommt die Lust. Trotzdem habe ich schon manches Mal überlegt, ob es vielleicht vom Anatomischen kommt, organisch oder von Pillen oder Depressionen oder sonstigen Ablenkungen von der eigentlichen Bestimmung des Menschen: nämlich Freude und Genuss verspüren zu können. Doch vermutlich ist es, wie Ben Hase sagt: Der Alltag ist das beste Verhütungsmittel. Der Alltag mit vier Menschen lässt einem keinen Raum mehr. Viel Raum ist gleich Freiheit. Freiheit ist auch Abenteuerlust. Und die kriegt man in der Fremde und nicht am Frühstückstisch.

Eigentlich halte ich mich für völlig normal.

Ben Hase nicht, der denkt, er hat die einzige verkopfte Emanze der Welt abgekriegt. Warum ich gerade in dieser Hinsicht als Emanze gescholten werde – wo doch meine Unabhängigkeit beim Geldverdienen, Löcherbohren und

Denken ganz allgemein äußerst willkommen geheißen wird –, verstehe ich nicht. Aber auch Männer ticken nicht immer ganz logisch, schon gar nicht beim Sex. Nicht mal Ben Hase. Der glaubt, alle anderen Frauen außer mir denken zwölfmal am Tag an Sex. Er fühlt sich reingelegt, weil ich anfangs rasanter war, und meint, ich hätte einen Komplex oder eine Macke oder keine Ahnung, was. So richtig offen reden wir auch nicht darüber. Dabei würde ich mich nicht als verklemmt bezeichnen, ich finde schon Worte, und meine Moral ist eher lose – theoretisch zumindest.

Vielleicht wollen wir uns nicht gegenseitig verletzen. Sicher sind viele Abläufe eingefahren. Manches macht man sich vielleicht selbst nicht bewusst. Man ändert sich ja auch in zehn Jahren, und da verfangen sich dann beide, Mann und Frau, in erstarrten Bildern von sich selbst und dem anderen. Um es mal etwas konkreter zu formulieren: Könnte ja sein, dass ich mal auf Paternoster stand und dass der Charme dieser Aufzüge über die Jahre etwas verblasst ist – zumindest, was meine Erotisierbarkeit darin anbelangt –, aber irgendwie kriege ich es nicht hin, das zu gestehen, und denke: Ach, da wir uns daran gewöhnt haben, bringen wir es eben hinter uns. Und so bemühen wir uns über Jahre und Jahrzehnte immer in diesen Paternoster im Polizeipräsidium I in der Ettstraße … Obwohl man da eigentlich gar keinen mehr hochkriegt, um im Bild zu blieben.

Um mich meiner Normalität zu versichern, frage ich hin und wieder meine Freundinnen nach ihren Gelüsten, Frequenzen und Variationen. Die behaupten, es ginge ihnen genauso wie mir. Eher noch schlimmer: noch weniger, noch seltener, noch eintöniger. Ben Hase glaubt mir das nicht. Der denkt, ich hätte die einzigen verkopften Emanzen um mich geschart, die sich im Umkreis von 70 Kilometern finden ließen. Er mutmaßt, in anderen Kreisen wäre es anders.

Ich glaube auch nicht, dass Pornos, Swingerclubs und Dominas reine Produkte der Phantasie sind. Vielleicht geht es in anderen Kreisen tatsächlich viel doller zu, zügelloser und sportlicher. Vielleicht, denke ich, sollte ich mir nicht immer so viele Gedanken machen. Sondern eben mal machen.

Manchmal, wenn ich nicht so selbstzweiflerisch drauf bin, werde ich wütend, sehr wütend. Auf Ben Hase. Aber vor allem aufs Fernsehen, die Werbung, die 666 000 000 Sexseiten im Internet, die blöde TV-Zeitschrift, die alle 14 Tage jeder noch so sympathischen Frau wie zum Beispiel Uma Thurman dicke Dinger ranretuschiert, damit Männer das Blatt kaufen; und auf Männer, die mir suggerieren, ich sollte mir eine Pornodarstellerin wie Gina Wild zum Vorbild machen. Die ich zwar für nicht ganz auf den Kopf gefallen halte, weil sie damit reich wurde, dass sie Männern all das erzählt und vormacht, was sie gerne hören und sehen wollen. Vielleicht wirklich eine Ausnahmefrau. Nur ihr Hobby, und die Ausschließlichkeit, mit der sie es vertreibt ... Hey, ich verlange doch auch nicht von meinem Mann, dass er werde wie Oscar Wilde oder Richard Gere oder Tim Mälzer oder Vladimir Malakhov. Nur weil die Sachen machen, die ich mag. Und die ich mir von einem Mann wirklich wünschen würde. Und dabei würde ich ihm sogar noch ein ganz schönes Spektrum zur Wahl lassen, denn ich habe viele Interessen, und nicht nur eines.

Oh Mann, jetzt habe ich mich schon wieder in Rage geschrieben. Dabei kann man es auch nüchterner sehen und ein paar Worte zu den Mäusen bemerken: Soweit ich den Forschungsstand überblicke, scheint das Augenmerk vorzugsweise auf die unterschiedlich stark ausgeprägte Libido von Mäuserichen und Mäusinnen gerichtet zu sein: Der Mäuserich will allen eins verpassen; seine Mäusinnen sind dann mit den Folgen beschäftigt. Vor allem aber: Der Mäuserich scheint andauernd libidinös durchflutet zu sein; die Mäusin eher um den Eisprung herum. Und das ist bei allen Mäuserichen und allen Mäusinnen so (außer sie sind nicht ganz normal). Und genau das, so scheint mir, ist der entscheidende Unterschied zwischen Mensch und Maus. Ich weiß das, ich habe zwei Söhne. Der eine hatte schon als Säugling eine äußerst stark ausgeprägte libidinöse Energie. Man kann das auch bei kleinen Jungs am Pimmelchen erkennen. Er legt größten Wert auf Körperkontakt und hat das mit dem Ödipus-Komplex schon seit Jahren voll drauf. Immer will er mit Mama schmusen und schubbern – und rubbeln versucht er dann auch. Ich finde, man darf so was auch mal erzählen. Das ist ja ein Tabu. Als wären Kinder nicht von dieser Welt, als hätten sie kein Geschlecht. Anhand der Beobachtung meiner Söhne sind mir, unter vielen anderen Erkenntnissen über das menschliche Dasein, zwei wesentliche Dinge glasklar geworden:

Erstens: Mit einer Libido wird man geboren.

Zweitens: Bei jedem Menschen ist sie unterschiedlich stark.

Der andere Sohn kommt ganz nach mir. Nur dass er nicht mal kuscheln will.

Bei unserer Unterschiedlichkeit könnten wir es bewenden lassen. Vielfalt ist Leben! Wenn wir Menschen uns nur nicht bemühen wollten, gemeinsam glücklich zu werden. Bis ans Ende unserer Tage. Und die sind lang. Und daher hatte ich Ben Hase des Öfteren ein, nach meinem Dafürhalten, recht pragmatisches Angebot gemacht. Meinetwegen halten Sie es für unmoralisch, ich fand es praktisch. Ich schlug ihm vor, er solle sich ganz frei fühlen, die Dinge zu tun, auf die er Lust hatte. Aber eben ohne mich. Dafür gibt es ja Fachleute. »Ich bin da ganz offen«, habe ich gesagt, »zieh los und tu, was du magst.« Dann wären wir beide den Druck los. Ich fand Sex halt nicht so wichtig, als dass ich ihn dem anderen hätte untersagen müssen.

Natürlich machte mir das Risiko Angst. Es ist ungünstig, wenn aus Sex mehr entsteht, Liebe und Kinder sollten schon in meinem Hause stattfinden. Zudem war ich nicht wirklich von dem Gedanken durchdrungen, Ben Hase sei ein erwachsener Mann, der weiß, was er tut. Ergo: welche Konsequenzen bestimmte Handlungen haben können. Denn im tiefen Innern weiß ja auch ich: So ganz sind Sex und Liebe nicht immer zu trennen.

Eines Sonntagmorgens ist dann bei Ben Hase die Sicherung durchgebrannt. Er sah vom Frühstücksteller auf und sagte, er habe eine Frau kennengelernt, und für die müsse er seine Familie verlassen, und zwar rasch. Es war einer jener Momente, wo man sofort weiß: Das wird ernst, da lässt sich jetzt kein Fünkchen Humor erübrigen. Ich versuchte, ein Gespräch anzuzetteln und an seine Vernunft zu appellieren – aber da war nichts. Die war ausgeflogen, als hätte man ihren Käfig geöffnet. Er war irgendwie nicht mehr Ben Hase, er war nur noch seine Hülse. Und dort, wo einmal das Hirn gewesen war, war alles wie weggeschmurgelt. Doch das schien ihn nicht zu stören, im Gegenteil, er fand Gefallen daran, sich entflammt und wild und befreit zu fühlen.

Ich legte das Buttermesser zur Seite und sah in seine Augen. Da brannte ein Feuer. Der Sex hatte es entfacht. Sex hat eine unglaubliche Kraft. Er kann alles zerstören. Und er kann einen zum Leben erwecken.

Ben Hase hat mich dann doch nicht ganz aufgegeben, und in den darauffolgenden Monaten habe ich mir natürlich noch ein paar mehr Gedanken gemacht als davor schon: Bin ich vielleicht schon halb tot, habe ich überlegt. Bin ich vielleicht doch verklemmt? Habe ich vielleicht einfach Angst? Angst vor dieser Kraft, durch die man die Kontrolle verlieren kann? Über ein ordentlich eingetaktetes Leben. Das mich beglücken, zuweilen aber auch langweilen kann.

Ich wollte etwas ändern. Dafür habe ich jemanden in meine Seele blicken lassen. Und schon nach der zweiten Stunde hat er gefragt: »Inwiefern würden Sie sich selbst einen Gefallen tun, wenn Sie sich mehr um Ihr Liebesleben kümmern würden?« Es war eine von jenen Fragen, bei denen man förmlich hört, wie im Hirn ein paar Synapsen knistern, sich die Enden reichen, eine Nervenbahn geknüpft wird und plötzlich ein neuer Gedanke darüberflitzt. Unfassbar, den denke ich zum ersten Mal und staune und lache und rufe: Ja, vielleicht täte das ja sogar *mir* gut?! Könnte ja sein! Warum eigentlich nicht?

Nur: Wie kommen wir wieder in Fahrt?

Ich kannte mal zwei schlaue Männer. Von denen hat jeder einen Satz gesagt, der mir noch heute im Hinterkopf herumgeistert. Der eine, mein Mitbewohner und großer Frauenfreund, hat gesagt, eine Beziehung müsse man behandeln wie einen Lenkdrachen: Der könne zwar mal tief fliegen, doch dürfe er nie auf den Boden aufkommen, sonst bekäme man ihn nicht mehr hoch, »und das ist dann das Ende«. Daran habe ich mich auch in windstillen Zeiten immer gehalten. Wenn man über längere Zeit gar keinen Sex mehr mit seinem Ben Hase hat, dann wacht man zum Beispiel eines Tages neben seinem Brüderchen auf und kriegt geradezu inzestuöse Gefühle bei einer flüchtigen Berührung. Ich bin der festen Überzeugung, dass man auch manchmal einfach so mitmachen sollte. Das ist eine gute Voraussetzung für einen erneuten Aufwind.

Der andere war ein früherer Verehrer von mir, und der prahlte damit, jede Woche eine Frau zu brauchen, so ähnlich wie Mäuseriche und andere Männer. Als ich ihn – typisch verkopfte Emanze – mitleidig anblickte, versuchte er mich mit einer Weisheit rumzukriegen. Er blickte mir tief in die Augen und sagte: »If you don't use it – you loose it.« Und dabei strich er mit seiner Hand über meinen Unterschenkel. Ich spürte, wie sich die

Härchen auf meiner Haut elektrisierten, ein kleiner Schauer durch mich durchpulsierte, und ich dachte schnell: Mein Gott, wie geistreich – den Spruch muss ich mir merken!

Also beschloss ich, einfach mehr zu machen. Vielleicht steigt dann der Hormonspiegel automatisch, und man braucht es dann öfter. Normalerweise bin ich ein Mensch, der sich für jeden noch so abseitigen Quark interessieren kann. Ich begeistere mich einfach gern für die Vielfalt und Reichhaltigkeit der Welt, weswegen ich sie ja auch gern bereise und es zu vermeiden versuche, immer an denselben Ort zu fahren. Genauso wie ich ungern ein und denselben Weg über Wochen, Monate, gar Jahre wiederhole. Nur beim Sex tendiere ich dazu, immer das Gleiche zu machen. Weil ich mir einbilde, ich hätte vor Ben Hase schon alles ausprobiert, was ich verlockend fand – und das reiche für den Rest des Lebens. Weil ich weiß, dass die und die und die Position zum Erfolg führt (und damit auch schon wieder so effizienzfixiert handele). Und weil ich mir zurechtgelegt habe, dass Sex einfach nicht mein Hobby ist.

Also, tief in mir drin – das ist nur so eine Vermutung! – habe ich eben doch Hemmungen, alle möglichen Spielarten zu versuchen.

So. Jetzt ist es raus. Jetzt will ich da ran. Ich habe noch 42,3 Jahre Zeit, also bloß keinen Stress.

Haben Sie schon mal einen Ratgeber gelesen? In unserem Regal stehen neben 40 Metern Belletristik 27 Ratgeber, in 19 davon geht es um Kindererziehung (*Warum schreit mein Baby?* oder *Homöopathie für Kinder*), in fünf um das leibliche Wohl von Erwachsenen (*Nie wieder Rückenschmerzen* direkt neben *Nie wieder Verstopfung*) und in dreien um Sex. Das eine Werk stammt aus dem Jahre 1984, da wurde Ben Hase dreizehn und hat es von einer aufklärerischen Tante geschenkt bekommen. Das andere ist von Janosch und heißt *Mutter sag, wer macht die Kinder?*. Ich habe es meinen Söhnen schon vor langer Zeit vorgelesen, und sie wissen jetzt – wie die Mäusin Tütü und der Maulwurf Didi Neumann –, dass es die Menschen machen wie die Hühner. Den dritten Ratgeber habe ich in die Ehe eingebracht, es ist ein dicker Wälzer mit dem Titel *Wild Thing. Sex-Tipps for Boys and Girls*. Den greife ich mir. Ich fand ihn damals, als ich ihn vor zwölf Jahren gekauft hatte, äußerst amüsant. Gar nicht so doof wie vermutet. Weil ich eigentlich immer dachte, Sex-Tipps aus Zeitschriften oder Ratgebern sind doch bescheuert. Und während ich so darin blättere, kommt mir eine Idee: Ich sollte mir diesen Unsinn zum Ziel machen! Wenn ich schon nur über Disziplin und Effizienz funktioniere – dann mache ich mir das zur Aufgabe.

Drei Tage später klingelt es an der Haustür, und der Postbote steht da mit einem monströsen Paket. Darin sind 17 Bücher, die heißen *Play Sex*, *Superflirt* und *Supersex* im Doppelschuber, *Mehr Lust für ihn*, *Warum noch darauf warten?*, *Kommen Sie doch, wie Sie wollen*, *Sex in jedem Lebensalter*, *Guter Sex trotz Liebe* und *Der perfekte Liebhaber* oder *Die Psychologie sexueller Leidenschaft*. Aus einem Pressearchiv hole ich mir circa 499 Zeitungsartikel, außerdem Sonderhefte aus Frauenmagazinen und Männerzeitschriften, die lauten *Die Reise zum Ohhhh-Punkt* oder *169 Wege, Männern den Verstand zu rauben.*

Mein Plan steht. Ben Hase und ich werden es tun. Wir werden die Sexratgeber testen. Und zwar alle.

Wollen wir doch mal sehen, ob wir die Lust nicht wieder entfachen können …

KAPITEL 1

SIE:

Nachdem wir die Kinder ins Bett gebracht und gegessen haben, stehe ich vom Esstisch auf, sage: »Warte mal!« zu Ben Hase und rücke einen Hocker in die Mitte der Küche. Ich muss grinsen. »Ich habe da von einem Sexualtherapeuten gelesen«, sage ich, »der macht mit seinen Paaren am Anfang immer den Fallschirmtest.«

Ben Hase runzelt die Stirn.

»Überlege dir jetzt bitte einen Wunsch, den du mir noch nie offenbart hast«, sage ich und mache eine Kunstpause, »einen sexuellen«. Ben Hases Augen beginnen zu leuchten, und ich erzähle ihm, dass Ian Kerner seinen Patienten oder Kunden, oder wie man das bei einer Sexualpaartherapie nennt, einen Film von Leuten bei ihrem allerersten Fallschirmsprung zeigt. Die schreien da, heulen oder jubilieren, manche vor glucksender Freude, manche aus panischer Angst. Und so, sagt Kerner, sei das auch mit der Beichte der intimsten Phantasien: Davon zu sprechen käme der Überwindung gleich, die man für einen Sprung aus Hunderten von Metern über dem Erdboden braucht.

Die Idee hat mir gefallen. Vermutlich würde ich

es, abenteuerlustig, wie ich bin, fast reizvoller finden, meine Hemmung zu überwinden und mit einem Schirm aus dem Himmel zu springen, als Ben Hase zu sagen, dass ich es mir schon ganz irre wüst vorstellen kann, wenn plötzlich mal eine elegante, intelligent wirkende Professionelle mit großen runden Brüsten in unserer Wohnung stünde und uns extrem geschickt zu einem Dreier verführte. Ich hätte irre Angst, dass Ben Hase wirklich eine ordert. Und dass ich die dann total unattraktiv finde.

»Was dann?«, fragt Ben Hase, und ich erkläre ihm: Der Hocker ist der Hubschrauber. Und dass wir uns an den Händen halten sollen und im freien Flug unseren Sex-Wunsch rausbrüllen müssen. Der muss beginnen mit den Worten: *Ich will …*

»Natürlich nicht zu laut«, sage ich, »sonst wachen die Kinder auf.« Wir steigen auf den Hocker, fassen uns an den Händen, ich sage: »Hast du's?«, und dann zählen wir drei – zwei – eins, und Ben Hase ruft: »Ich will dich in Latex sehen!« Ich rufe: »Ich will Blümchensex!« Ich lache. Er guckt entsetzt und fragt: »Meinst du das ernst?« Ich sage: »Ja.«

Es ist auch nicht gelogen. Ich wünsche es mir manchmal kuschliger, liebevoller, zärtlicher, hingebungsvoller – so wie man von einem neuen Liebhaber Stück für Stück entdeckt wird. Ich will, dass mir Ben Hase wieder fremd wird. Doch all das sage ich nicht. Und schon gar nicht die Sache mit der Edelnutte. Denn im Kinderzimmer ruft einer.

ER:

Es ist genau das eingetreten, wovor ich Angst habe. Im Moment des freien Falls aus einem halben Meter Höhe, in dem Paare offenbar alle Hemmungen fallen lassen, weil sie endlich ihre große Furcht vor dem Sprung ins Ungewisse überwunden haben, in diesem zutiefst ehrlichen Moment wird klar, was ich in letzter Zeit so oft befürchtet habe: Ann Wolffs und meine Vorstellung von Sex sind, gelinde gesagt, nicht kongruent. Oder wie passt Blümchensex mit Latex zusammen? Genauso gut könnte man fragen, wie Kevin Kuranyi zum Ball passt. Wonach ich mich im Moment nicht sehne, ist Kuschelsex. Ich sehne mich nach, wie soll ich sagen, dreckigem, ausgefallenem Sex. Ich habe mir vor kurzem sogar so eine Homepage angesehen, auf der man Fetischklamotten bestellen kann. Lack, Leder, Latex. Ich mag Stiefel. Ann weiß das. Aber das beruht leider nicht auf Gegenseitigkeit. Im zweiten oder dritten Jahr unserer Beziehung haben wir das erste und letzte Mal Spielzeug bestellt. Ein paar Handschellen und einen Dildo. Es ging auf meine Initiative zurück. Sie sagte: »Wenn du Lust darauf hast, dann musst du was besorgen.« Ich glaube, wir haben das Zeug zweimal benutzt, die Handschellen zumindest, der Dildo müsste immer noch originalverpackt sein. Wenn ich wüsste, wo Ann ihn versteckt hat, könnte ich ihn noch bei eBay anbieten. Die Handschellen leider nicht, weil die Schlüssel irgendwie unauffindbar sind.

Als wir auf dem Hocker stehen und uns an den Händen halten, denke ich nicht an Blümchensex. Ich denke auch nicht, dass Ann im Angesicht des Abgrunds an Blümchensex denken könnte. Aber vielleicht ist es wirklich der Blick in die Tiefe, der ihr Bedürfnis nach Halt auslöst. Vielleicht hat sie Angst vor dem Sprung ins Ungewisse. Aber zumindest eines haben wir gemeinsam: Wir beide haben den Wunsch, uns wieder fremd zu werden. Nur ist das Fremde für mich das Gegenteil vom Vertrauten. Sexuell gesehen: das Gegenteil vom Kuschelsex. Vielleicht müssen wir beide lernen, uns zu überwinden, und zwar nicht, um vom Halbmeterhocker zu springen, sondern, um das Bild vom anderen, das sich während der zehn Jahre gefestigt hat, einfach mal zu löschen. Ich werde versuchen, in den nächsten Wochen so zu tun, als wüsste ich nichts von Anns Vorbehalten. Anne Hooper sagt in *Play Sex*, es sei »für beide Geschlechter hilfreich, sich in der Welt der Pumpen, Geschirre, Ringe, Perlen, Dildos und Vibratoren auszukennen«. Mag sein, dass es der Inbegriff der Spießigkeit ist, wenn Paare zusammen in einen Sexshop gehen, aber es wäre vielleicht ein erster Schritt, sich zu überwinden. Sie lässt mich vom Hocker springen, ich lasse sie einen Sexshop betreten. Mal schauen, was sie sich aussucht.

KAPITEL 2

ER:

Männer lieben Dessous, das ist ein Naturgesetz. Zumindest steht es so in fast jedem Sexratgeber. Und Frauen lieben es, etwas geschenkt zu bekommen. Insofern gilt der Dessous-Kauf als perfekte Methode, sich gegenseitig Lust zu machen. Ian Kerner, der laut dem Titel seines Buches behauptet zu wissen, was Männer beim Sex verrückt macht, schreibt, dass Männer »heiße Dessous lieben und nie genug davon bekommen können« und dass sie »gerne Aufträge ausführen«. Sein Tipp an die Frau lautet: Sie soll den Mann allein auf eine Dessous-Mission schicken. Weil sie ihn nicht nur dadurch erregt, dass er sich all die schönen Dinge ansehen und sich vorstellen könne, wie sie sie trage, sondern weil es auch für eine gehörige sexuelle Vorfreude sorge.

Ann hat sich auf die Seite dieses Kapitels ein Post-it geklebt. Jetzt wünscht sie sich von mir, dass ich losziehe und ihr Dessous kaufe. Sie hat sich schon darüber gewundert, dass ich nicht von allein auf die Idee gekommen bin. Offenbar hat sie davon auch ihrer Mutter erzählt, weil sie einmal von ihrer Mutter zum Geburtstag eine sehr kunstvoll verpackte Schachtel bekommen hat. Als Ann diese Schachtel öffnete und ein seidenes Stückchen Stoff hervorholte, warf mir ihre Mutter einen vorwurfsvollen Blick zu.

Das Problem ist einfach: Alle Männer lieben Dessous, alle außer mir. Ich mag es nicht, wenn so viel Aufhebens um die Verpackung gemacht wird. Ann denkt, es liege an ihr, sie würde mir nicht in Dessous gefallen, weil ich sie für zu dick halten könnte, was Quatsch ist. Es gibt fast keine Frau, die ich gern in Dessous sehen möchte, außer vielleicht ein paar dieser Unterwäsche-Schönheiten, die einem beim Blättern von Frauenmagazinen in die Augen springen. Aber wahrscheinlich liegt es auch daran, dass sie nicht vor mir stehen. Aber es geht ja auch darum, Vorurteile zu überwinden. Also tue ich Ann den Gefallen.

In der Dessous-Abteilung bin ich der einzige Mann unter einigen Frauen. Offenbar sind Männer doch nicht so verrückt aufs Dessous-Kaufen, wie behauptet wird. Den eigentlichen Schock aber verpassen mir die Preise. Offenbar gilt auch hier die Devise: Je kleiner, desto teurer. Unter hundert Euro ist kaum etwas zu haben. Das Problem ist: Ann findet nichts so unattraktiv wie Geiz. Also entschließe ich mich für ein schwarzes Oberteil, von dem ich später erfahre, dass es sich offenbar Babydoll nennt, und ein seidenes Unterteil, nichts zum Durchsehen, das mag ich nicht, das ist mir zu offensichtlich. Der Spaß kostet mich 149 Euro.

Ich halte Ann die Schachtel hin, sie öffnet sie und ruft, ach, ist das toll! Kurz darauf, die Kinder sind noch in der Kita, höre ich sie rufen. Als ich ins Schlafzimmer komme, steht sie da, in den Sachen, die ich ihr gekauft habe, und sieht mich an. Sie ist sexy, unbestritten.

Ziemlich schnell habe ich ihr das Unterteil ausgezogen, wir liegen auf dem Bett und nach ein paar Minuten sind wir auch das Oberteil losgeworden. Und dann haben wir Sex – so wie immer. Es ist das letzte Mal, dass sie das Dessous trägt, ich werde es die nächsten Monate nicht wiedersehen. Es ist wie bei meinen Söhnen, unbedingt haben wollen und dann einmal damit spielen. Die Wäsche hat genauso viel gekostet wie die Carrera-Bahn, die meine Jungs mal zu Weihnachten bekommen haben, ist aber zumindest nicht so sperrig.

SIE:

Mit dem Fallschirmsprung, das gebe ich zu, habe ich Ben Hase ein klein wenig auflaufen lassen. Und dass ich ihn auch mit dem Dessous-Auftrag nicht wirklich glücklich mache, das ist mir schon klar. Ian Kerner sagt, Ben Hase soll mir Unterwäsche kaufen. Weil »Männer 1. heiße Dessous lieben und 2. gerne Aufträge ausführen«. Beides trifft auf meinen nicht zu. Er kann es nicht leiden, wenn ich ihn was anschaffen lasse. Doch 1. was sich liebt, das neckt sich, und 2. ist das ja ein Versuch. Es soll sich etwas ändern, dafür muss man sich auf Neues einlassen. Und 3. soll es ja auch um meine Befriedigung gehen, und ich wünsche mir schon lange Dessous. Obwohl … nein, eigentlich sind mir Dessous auch relativ schnuppe.

Okay, ich mag keine verwaschenen Unterhosen mit Veilchen oder Spongebobs drauf. Und ich kaufe aus Prinzip nur teure Büstenhalter, aber nicht wegen der Spitzen, sondern weil sie sitzen. Dazu habe ich nie die passenden Slips, weil mir das zu kostspielig wäre (und weil die passenden nie sitzen) und weil ich weiß, dass sich Ben Hase nichts aus Dessous macht.

Ich schicke ihn also los, weil ich ihn ein bisschen foppen will. Aber vor allem, weil ich mir ein Geschenk wünsche. Das törnt mich *total* an!! Jetzt nicht im sexuellen Sinn, sondern eher im höfischen: Ich habe dann das Gefühl, er hat sich Zeit genommen, stand in einem Laden mit einer überwältigenden Auswahl und musste sich überlegen, welche Form, welche Farbe zu mir passen und was mir gefallen könnte. Der Mann macht der Frau, die er liebt, ein formvollendetes Geschenk. Das ist eine Art Kompliment. Dafür kann man wiedergeliebt werden. Es könnte einem Dankbarkeit zuteil werden. Aber eben gar nicht so sehr für die Unterwäsche. Sondern für diesen wunderschönen dünnen Karton mit dem in feines lilablassblaues Seidenpapier gewickelten Stofffetzchen. Wenn ich so was kriege, fühle ich mich wie Holly Golightly – wenigstens einmal im Leben!

Ben Hase war noch nie in einem Dessous-Laden. Sicherheitshalber schreibe ich ihm die Adresse von einem coolen Shop und meine Körbchengröße auf und sage: »Die Verkäuferinnen da sind auch echt scharfe Bräute.« Er erwidert keinen Ton, und der Zettel landet nach zehn Tagen in der Kruschkiste.

Eines Tages kommt er mit einer Tüte von einem Nobelkaufhaus an. Er stellt sie einfach so auf den Tisch, ohne den Moment zu zelebrieren. Er weiß genau, dass ich eigentlich auf die Übergabe von Edelkartons stehe. Das ist typisch: seine Form von passivem Widerstand. Nach einer ganzen Weile sage ich: »Oh, da ist ja eine Tüte, ist die etwa für mich?« Ich versuche, möglichst nichtsahnend und gleichzeitig verführerisch zu gucken. Er nickt und schießt gleich vorweg: »Das ist ja ein sauteurer Spaß!«

Ich öffne den Karton, löse den kleinen lavendelfarbenen Kleber vom knisternden Seidenpapier und muss wieder einmal staunen: Ben Hase hat einfach Geschmack. Ich rufe: »Ach, ist das toll!« Ich hätte mir zwar auch Dunkelrot oder Paradieslila vorstellen können, aber Schwarz hat Stil, und so ein Baby-Doll-Hemdchen habe ich noch nie besessen. Ich kann mir zwar nicht vorstellen, es unter meinen T-Shirts zu tragen; und solche Slips, in denen man sich aufgezäumt fühlt wie ein Pferd von hinten, auch nur, wenn alle anderen in der Wäsche sind. Doch dann sage ich: »Na, das probier ich gleich mal an!« Und Ben Hase: »Dazu gab's nur die blöden Arschfaltentangas.«

Ich musste mal so ein Ding tragen, als ich unverhofft einen äußerst anziehenden Fremden kennenlernte, und das war mir so irre unangenehm, dass ich während des Entblätterns kurz austrat, rückwärts durchs Zimmer laufend, als wäre der ausziehende Fremde Seine Majestät der König. Doch das erzähle ich Ben Hase jetzt auf keinen Fall. Er soll seinen Dank bekommen. Auch wenn er so sperrig trotzt. Und vielleicht findet er ja doch was dran. Das war meine geheime Hoffnung. Ich stelle mir kurz vor, wie er in der Dessous-Abteilung stand, und bin liebevoll gerührt.

Zur Sicherheit ziehe ich extrem hohe Stöckelschuhe an. Ich weiß, was er wirklich mag. Seit ich ihn einmal damit besänftigen konnte. Weil er nämlich über ihren Preis gemosert hatte (selbstverständlich hatte ich sie mir, Emanze, die ich bin, selbst gekauft).

Ich muss die ganze Zeit grinsen und bin dann auch noch abgelenkt von Miles Davis. Den passenden Soundtrack zu finden, das habe ich in einer ehrlichen Frauenzeitschrift bei den Sex-Tipps gelesen, sei so schwierig, dass man das Risiko lieber nicht eingehen solle. Die waren so konsequent und haben keine Hitliste abgegeben. Aber vielleicht haben sie das bei *Men's Health* noch nicht geschnallt, in der hat Ben Hase geblättert.

Danach sagt er, Miles Davis fände er sehr erotisch.

Ben Hase wird der perfekte Liebhaber

Zum ersten Mal habe ich ein Buch von Lou Paget in die Finger bekommen, vom Hörensagen kannte ich diesen Namen, die Sexpertin, die Frau, die weiß, was Frauen wollen, und Hunderttausende glücklich gemacht hat. Das Buch, das ich in die Finger bekommen habe, heißt: *Der perfekte Liebhaber. Sextechniken, die* sie *verrückt machen.* Dieses Buch könnte mein Leben verändern.

Nein, Lou Paget ist keine Frau des Konjunktivs: Dieses Buch *wird* mein Leben verändern. »Sie werden zum unwiderstehlichen Liebhaber, der Frauen den Atem raubt, ihre Lust weckt, sie in den Rausch der Sinne entführt. Sex, von dem sie nie genug bekommt …« Das sind Sätze aus dem Klappentext. Mein Vater hat mir als Kind schon beigebracht, dass Papier geduldig ist, aber Lou Paget kann offenbar aus dem Vollen schöpfen. Sie hat in Sexseminaren mit Hunderten von Männern und Frauen die besten Sextechniken, Tipps und Tricks gesammelt. Und ich werde davon profitieren. Ich werde der perfekte Liebhaber. Und Ann beglücken. Und in 50 Jahren, wenn sie ihr Leben Revue passieren lässt, wird sie an den Sex mit mir denken und sich wünschen, wiedergeboren zu werden.
Was ich lerne: Das wichtigste Geschlechtsorgan ist das Gehirn.

KAPITEL 3

ER:

Wie schon mehrfach erwähnt, bin ich Mitte dreißig und somit in den Achtzigern sozialisiert. Und da gab es diesen einen Film, der uns Männer, was unsere Vorstellung von Erotik angeht, wahrscheinlich bis ans Ende unseres Lebens geprägt haben wird: *9½ Wochen*. Gott, wie oft habe ich mir vorgestellt, ich wäre Mickey Rourke! Aus Ärger über »irgendwas« hat er sich den kleinen Finger seiner linken Hand abgehackt. Er ist in den Boxring gestiegen und wollte den Vergewaltiger seiner Ex-Frau umbringen. Und am Ende wird er sogar noch für den Oscar nominiert.

Aber bevor ich jetzt ins Schwelgen komme – was hat das alles mit dem Soundtrack und den Dessous zu tun? Es gibt diese Szene in *9½ Wochen*: Mickey Rourke sitzt in einem Sessel, isst Popcorn, während Kim Basinger für ihn strippt. Und zwar zu dem Song *You Can Leave Your Hat On* von Joe Cocker.

Dieser Szene wegen habe ich den Soundtrack zum Film gekauft, der bis heute in meinem Regal steht. Ich habe ihn gekauft, weil ich immer gehofft hatte, einer Frau zu begegnen, die diesem Pawlowschen Reflex erliegen würde. Ich lege die Musik auf, und sie fängt an zu strippen. Als ich jünger war, habe ich es ab und an versucht. Wenn die Situation danach war und wir auf dem Sofa immer näher aneinanderrutschten, dann ging ich zum CD-Regal und legte *You Can Leave Your Hat On* auf. Ich musste erst älter und weiser werden, um zu verstehen, dass Frauen mehr aufs Dezente stehen.

Als mir klar wurde, dass Joe Cocker nicht die passende Begleitmusik ist, weil in ihr die Erwartung mitschwingt, habe ich mal angefangen zu recherchieren. Was immer wieder empfohlen wird, ist der *Bolero* von Ravel, weil die Könner mit ihm anschwellen und ihren Koitus auf diese Musik abstimmen können. Aber beim *Bolero* sehe ich immer den Dirigenten vor mir mit seinem Taktstock wedeln, und das verspannt mich etwas. Vorgegeben ist die Metronomzahl von 72 Schlägen in der Minute, damit ist das Stück nach 14:42 Minuten vorbei.

Früher gab es die Bravo-Kuschelrock-Sampler. Aber auch die durfte man nicht auflegen, ohne die Frau zu verprellen. Kuschelrock, das galt als einfallslos, wer diese CDs auflegte, dem fehlte es offenbar an Phantasie und Individualität, der schuf sozusagen die Kuschelatmosphäre aus dem Bestellkatalog.

Manche Männer schlagen Donna Summers *Love to Love You* vor, weil sie in diesem Song häufiger seufzt. Einer erzählte mir die Geschichte von einer guten Freundin, eigentlich seiner besten Freundin, die Go-go-Girl sei und mal für ihn getanzt haben soll, und zwar zu Madonnas *Erotica*. Aber ich will ja nicht, dass Ann vor mir tanzt, obwohl, wollen würde ich schon, aber sie würde das nicht ernst nehmen und sich selbst dabei blöd vorkommen. Fürs Tanzen muss man einfach geboren sein. Auch ich würde lieber aus dem Fenster springen oder mir den kleinen Finger meiner linken Hand abhacken, als nackt oder spärlich bekleidet vor Ann zu tanzen.

Es geht einfach darum, eine Musik zu haben, die eine erotische Stimmung verbreitet. Sie soll nicht zu aufdringlich sein, wie mir einmal eine Freundin erklärte, denn nichts sei unerotischer als aufdringliche Männer, denen, wie sie es nannte, das Sperma schon in den Augen stünde. Ich bin deshalb zu einer Musik ohne Text gekommen: auf die gedämpfte Trompete von Miles Davis. Das Album heißt *Love Songs*, und ich habe es mir vor Jahren zum Geburtstag gewünscht – von Anns Eltern. Mit welchem Hintergedanken, wussten sie nicht. Und ich wusste bis heute nicht, dass Ann den Ursprung meiner Wahl in irgendeiner *Men's Health*-Hitparade sieht. Aber ich stehe dazu: Ich finde Miles Davis erotisch oder besser gesagt: seine Musik.

SIE:

Im *Handbuch für Sexgöttinen* steht eine Hitparade: *The Sound of Love.* Wir sollten die Sache mit dem Soundtrack nicht vorschnell ad acta legen, vielleicht ist da doch etwas rauszuholen. Leider ist es in puncto Musik so wie in unserem restlichen gemeinsamen Leben auch:

Ben Hase und ich haben da nicht ganz den gleichen Geschmack. Wir mögen zwar beide Bach und Beethoven, was jedoch den Rest angeht …

Ben Hase steht auf die großen Symphoniker der Achtziger, ich auf den Soul einer Zeit, als wir beide noch nicht einmal in Planung waren.

Eine Zeitlang – vor unserer gemeinsamen Zeit – hatte ich einen schwerwiegenden, geradezu manischen Hang zu Hip-Hop, ich habe auch schon zum Sound von Uzi-Salven gevögelt. Im Grunde aber gehört zu einer richtigen Dramaturgie des Aktes ein Soundtrack, der im Moment der Nacktheit verstummt. Da lenkt Musik doch nur ab. Für das Vorspiel jedoch, das ich meine, weiß jeder Party-DJ, wie man Frauen heiß macht. Nämlich mit: 1. *It's raining men*, 2. *I will survive*, 3. *It's raining men*, 4. *I will survive*, 5. *It's raining* und 6. *I will survive*. Vielleicht kann das mal einer an weiblichen Mäusen testen, irgendwas muss in den Liedern drin sein. Genau so wie in Barry White. Es ist mir ein bisschen peinlich, aber ja, ich steh auf die Musik von dem Mann. Wissenschaftler haben mal gemessen, dass das Requiem von Mozart den Puls der Menschen entschleunige. So was in der Richtung muss auch bei Barry White, Gloria Gaynor und den Weather Girls der Fall sein.

Aber man sollte sich weiterentwickeln, über die Sechziger und Neunziger hinaus. Also, was rät *Cosmopolitan* heute?

»Lassen Sie sich vom Zauber der Musik leiten – und nutzen Sie Tango-Beats (Gotan Project: *Lunatico*), um ihn so scharf zu reiten, wie es der Rhythmus vorgibt.

Oder Sie passen bei einer Massage Ihre Streicheleinheiten der Melodie von Debussys *La Mer* an. Oder schenken ihm einen Handjob nach dem Takt eines Songs von Massive Attack. Jedes Mal, wenn ›Unser Lied‹ läuft, wird in Ihrer und seiner Phantasie der magische Schalter in der Welt der Erinnerung geknipst – was sofort das Verlangen nach Wiederholung weckt. Große Oper: Die explosivste Mischung von Erotik und Musik ist wohl der Striptease zu einer Opern-Arie. Im Unterschied zu Pop- oder Rockklängen animiert Klassik neben dem Körper besonders stark die Seele. Man wird getragen von dem Wunsch, beim Sex Leidenschaft mit Liebe zu vereinen.«

Ich lade die Musik aus dem Netz – ich bin ja nicht von vorgestern –, und die Liste wird abgearbeitet:

Gotan Project: *Lunatico*

Debussy: *La Mer*

Massive Attack: *Unfinished Sympathy*

Richard Wagner: *Isolde! Geliebte! – Tristan! Geliebter!*

Ben Hase wird der perfekte Liebhaber

Was ich auch lerne:

»Frauen sind wie Golfplätze. Selbst wenn Sie schon hundertmal auf einem Platz gespielt haben, ist es unwahrscheinlich, dass der Ball zweimal an derselben Stelle auf dem Grün landet. Außerdem müssen Sie Ihr Putt dem Zustand des Grüns anpassen – manchmal ist es trockener, manchmal nasser. Doch das Wichtigste beim Golf ist (genau wie beim Sex) die Finesse. Es wird auf keinen Fall wie Hockey gespielt – nach dem Motto: Er schießt und macht Punkte!«

KAPITEL 4

Von Dildos, Handschellen und anderen Spielchen

SIE:

Ben Hase muss für zehn Tage weg und hat zum Abschied geraunt: »Sammle doch noch mehr von den beklopptesten Sex-Tipps und mach dich darüber lustig!« Daraufhin überlege ich, ob er vorsätzlich weggefahren ist, um mir fremd zu werden. Oder etwa weil in *Men's Health* steht, Heimkehrer-Sex sei überwältigend, und man solle versuchen, ihn zu inszenieren. Er behauptet, er habe das Heft, das ich aufs Klo gelegt hatte, nicht gelesen – aber das kann ich nicht glauben.

Im Inszenieren bin ich ganz schlecht. Es hat ja einen Grund, weshalb ich Schreiberin geworden bin und nicht Schauspielerin: weil ich dann immer lachen muss. Ich kann mich nicht in eine andere Rolle begeben, zumindest nicht körperlich. Deswegen sind auch der Dildo und die Handschellen in der Schublade versunken. Weil ich selten so gelacht habe beim Sex – und das Gefühl bekam, Ben Hase fände das gar nicht lustig. Dabei heißt es doch immer, Lachen sei gut für den Sex. Wir haben noch nie beide schallend gelacht beim Sex (und auch sonst tun wir so, als wären unsere Humorarten nicht kompatibel). Über den Dildo musste ich irre lachen, weil er Gürtel zum Umschnallen hatte, mit denen ich mich quasi in die Rolle des männlichen Eindringlings begeben sollte, und die saßen nicht gut, das Ding ist immer abgeknickt. Ich fand das sehr lustig. Ben Hase nicht. Seither hat er den Dildo nicht mehr angerührt. Ich aber.

Und die Handschellen ... Erinnern Sie sich an die Eingangs-Szene aus *Basic Instinct*? Da fliegt die Kamera über ein Bett, an dessen Rahmen ein Mann gefesselt ist. Er liegt tot da, und daran könnte Sharon Stone schuld sein. In dem Moment, als ich den Schlüssel aus den Schellen um Ben Hases Handgelenke zog und ihn in hohem Bogen durchs Zimmer warf, sah ich diese Kamera auf mich zufliegen und mich als schöne und reiche Schriftstellerin, Catherine Tramell, die gerade über einem noch zuckenden Rockstar die Beine spreizt. Mit meiner zweiten Kamera sah ich unterm Bett den Eispickel liegen – und da musste ich schon wieder lachen. Ich kann so etwas nicht. Ich bin viel zu verdorben für so etwas, von uralten Prägungen durch Film, Funk und Fernsehen. Oder habe ich zu viel Phantasie? Oder zu wenig? Kann ich mich nur nicht richtig reinfallen lassen? Fehlt mir der heilige Ernst für solche Spielchen?

Ich denke, wir sollten es üben: erst mal nur das Equipment nutzen, ohne das dazugehörige Klischeebild. Dafür werde ich in einen Sexshop tingeln. Aber nicht heute. Und andererseits sollten wir Rollenspiele ausprobieren. Auch Ian Kerner sagt, das wäre gut für »Mehr Lust für ihn«, und ich fände es scharf, wenn Ben Hase mal ...

Jetzt stelle ich ihn mir gerade als Klavierlehrer oder als Tankwart oder Rockstar vor – oh Mann, ich muss schon wieder lachen. Ich glaube, die Übung erfordert Meister, und wir sollten Rollenspiele auf später verschieben. Ich bestelle das Buch *Sex für Fortgeschrittene.*

Jetzt mal Spaß beiseite: Den Dildo fand ich tatsächlich gut. Oder sagen wir: vor allem die Idee davon. Und irgendwie törnt es mich, fürchte ich, mehr an, Handschellen angelegt zu bekommen, als sie anzulegen. Was tun?

Ich schreibe Ben Hase einen Brief. Den letzten hat er vor zehn Jahren bekommen, und Sylvia de Béjar rät in *Warum noch darauf warten?*, ich solle ihm per Post eine wilde Phantasie schicken. Ich schreibe: »Ich habe geträumt, dass du in der Kabine vom Werderstadion über mich herfällst.«

Als der Brief angekommen ist, ruft er sofort an und sagt: »Geil!« Und dann: »Oder ist das nur ein Test?«

Einige Tage später spreche ich ihm auf die Mailbox, und zwar mit französischem Akzent. *Cosmopolitan* sagt, selbst wenn »Ihr Liebster« kein Französisch versteht, sei die »Harmonie der Silben« von »Baise-moi fortement« wie gemacht dafür, »dass er sich wie Alain Delon vorkommt« (das Heft ist schon ein bisschen alt). Manchmal geht Ben Hase in ein Bistro, nur um sich von der französischen Bedienung die Speisekarte aufsagen zu lassen.

Leider entgleitet mir der Text, ich muss an den Einkauf denken und rede was von Äpfeln, Birnen und Bananen, auf Französisch. Er ruft an und fragt: »Hast du einen nassen Helm auf?«

Das muss ich noch üben. Nicht jeder kann Carla Bruni kriegen.

Als er nach Hause kommt, gibt es keinen Heimkehrersex, weil die Kinder an ihrem Papa kleben.

So geht das nicht. So kommen wir nicht voran. Wir müssen die Sache mit dem Sex ernst nehmen.

ER:

Das stimmt, in diesem Punkt gebe ich Ann recht: Wir müssen die Sache mit dem Sex ernst nehmen. Weil man nicht dauerhaft glücklich in einer Beziehung leben kann, wenn das mit dem Sex nicht ernst genommen wird. Manchmal fragen mich Frauen – und zwar ausschließlich Frauen, denn Männer würden sich untereinander eine solche Frage nie stellen: »Wie wichtig ist dir Sex? « Ich sage dann immer: »Sehr wichtig.« Und frage mich jedes Mal, ob diese Frauen schon mal eine andere Antwort bekommen haben und warum sie überhaupt fragen. Weil sie Angst haben, jeden Tag Sex haben zu müssen? Die andere Antwort kann ich mir ausmalen und auch die Männer dazu, solche, die einen auf verständnisvoll machen. »Sex ist schon wichtig, aber nicht das Wichtigste. Vertrauen und Verständnis sind viel wichtiger.« Klar, aber Vertrauen und Verständnis allein schicken den Mann früher oder später in die Fänge der Sirenen.

Deshalb fand ich es toll, als ich einen Brief von Ann

bekam, in dem sie schrieb, dass sie Sex mit mir haben wollte. Ich habe auch wertgeschätzt, dass sie mir, wie sie wohl glaubte, die zwei wichtigsten Dinge gleichzeitig schenken wollte: Sex und Weserstadion. Beides auf einmal. Meine zwei Leidenschaften – das würde eine 10 auf der Richterskala auslösen, so ihre Vermutung. Nur leider hat sie Werderstadion geschrieben und nicht Weserstadion. Was ein bisschen so ist, wie wenn im heißen Online Chat, in dem man sich gerade die Phantasien offenbart, das Gegenüber schreibt: »Ja, und ich bin Singel.« Orthographische Fehler können schon mal Lustkiller sein. Viel entscheidender ist: Ich weiß leider, dass Ann es nicht ernst meint. Sie würde niemals mit mir Sex im Weserstadion haben. Überhaupt war sie erst einmal mit mir dort, und das hat sie so nachhaltig beeindruckt, dass sie nie wieder mitwollte. Weil offenbar der Mann, mit dem sie schon so lange zusammen ist, nicht mehr als ihr Mann zu erkennen war. Aber das ist ein anderes Thema für ein anderes Buch.

Es stimmt, dass ich Frauenstimmen mit französischem Akzent unglaublich sexy finde, aber Ann ist nun mal keine Französin, man kann es bedauern oder akzeptieren. Ich habe es mit Bedauern akzeptiert. Was ich damit sagen will: Es bringt nichts, etwas vorzutäuschen, was man nicht ist oder nicht fühlt oder im Zweifel nicht einmal will. Nichts ist so sexy wie die Authentizität. Und während ich das schreibe, frage ich mich, wo man Handschellen kaufen kann. Im Sexshop? Spielwarenabteilung? Bei der Polizei? Eines ist klar: Handschellen müssen her. Möglichst schnell. Und dieses Mal werde ich sie ihr anlegen. Manchmal kann die Lösung so einfach sein: Man muss nur die Rollen wechseln.

Ben Hase wird der perfekte Liebhaber

Ich habe Ann heute die Tür aufgehalten und ihr den Vortritt gelassen. Es ist nicht so, dass es etwas Außergewöhnliches ist. Ich mache das öfters, vielleicht hat sie es deswegen auch nicht wirklich bemerkt, zumindest hat sie nichts gesagt. Auch als ich ihr half, den Mantel auszuziehen.

Ann Wolff wird eine weiße Tigerin

Ian Kerner sagt, ich soll eine weiße Tigerin werden. Die weißen Tigerinnen, das sei im Alten China eine »Geheimgesellschaft weiblicher Sex-Krieger« gewesen. Das mit den Kriegerinnen kommt mir in Bezug auf Sex ein bisschen extrem vor, aber vielleicht muss man sie sich als Amazonen denken, so wie Penthesilea – die hat schließlich auch Küsse und Bisse verwechselt. Im Furor der Leidenschaft. Kerner schreibt, der taoistische Autor und Historiker Hsi Lai habe ein Interview mit einer der letzten Weißen Tigerinnen geführt. Und da hat sie dem Interviewer wohl viele geheime Praktiken verraten, die mir heute im Abendland zugute kommen sollen. Für eine weiße Tigerin sei es kein Sex, »wenn ein Mann mit seinem Penis das alte Rein-raus-Spiel betreibt, bis sie zum Orgasmus kommt. Für sie bedeutet Sex, dass sie wieder so etwas wie jugendlichen Überschwang, Abenteuerlust, Romantik und Verspieltheit verspüren kann …«

Das will ich ja auch. Ich soll mich nicht als erwachsene Frau fühlen, sondern wie »junge Mädchen, die etwas erleben wollen«. Also soll ich, wie die weißen Tigerinnen, Sex zu einem wesentlichen, unabdingbaren Bestandteil meines Lebens machen. »Das bedeutet, dass Sie sich in Ihrem hektischen Alltag jede Menge Raum und Zeit reservieren, um gemeinsam ihre jeweilige Lust zu erkunden und zu genießen. Dass Sie sich bewusst dafür entscheiden, Sex nicht nur auf einen Quickie am Mittwochabend und etwas Herumgemache am Samstagnachmittag vor dem Abendessen zu beschränken.« Die haben Nerven, der Hsi Lai und der Kerner! »Etwas Herumgemache am Samstagnachmittag *vor* dem Abendessen«. Vor dem Abendessen findet bei uns überhaupt *nie* etwas Herumgemache statt – herumgemacht wird da mit den Kindern. Und Mittwochabend ist Champions League. Da gibt's auch keine altchinesischen Rein-raus-Spielchen. Aber trotzdem. Ich verstehe das ja mit den weißen Tigerinnen: Ich soll Sex zu einem Hauptbestandteil meines Lebens machen. Und so trage ich das jetzt in unseren gemeinsamen Tischkalender ein. Ich schreibe bei Mittwoch für 22 Uhr »SEX« rein. Bei Samstagnachmittag: »Vor dem

Abendessen mehr als Herumgemache«. Und Sonntagvormittag auch noch mal fett: »Bereitschaft«. Mal sehen, was passiert.

KAPITEL 5

ER:

Ich muss gestehen, dass mich die Frage beschäftigt und ich sie auch schon einmal mit einem Freund erörtert habe: Was ist, wenn die Frau ausgerechnet zur Champions-League-Zeit Sex haben will? Das ist gar nicht so einfach zu beantworten. Ich weiß, dass Ann eifersüchtig ist auf den Fußball, weil er so viel Aufmerksamkeit von mir bekommt – manchmal, so klagt sie, mehr als sie. Sie hat es mal getestet, das war sehr offensichtlich, weil sie die ganze Woche keinerlei Bereitschaft zum Sex gezeigt hatte, und kaum, dass ich es mir vor dem Fernseher gemütlich gemacht hatte, das Spiel ein paar Minuten lief, kam sie und legte sich neben mich. Als Nächstes spürte ich ihre Hände unter meinem T-Shirt, dann öffnete sie mir die Hose … So weit, da war ich mir mit meinem Freund einig, wäre es wunderbar, beim Fußball ein bisschen verwöhnt zu werden. Aber darum ging es Ann nicht. Als Nächstes nämlich legte sie sich auf mich, so dass ich den Fernseher nicht mehr im Blick hatte. Der nächste Schritt der Eskalation: Sie schaltete den Fernseher aus. Natürlich hatte ich Sex mit ihr. Ich bin auch nur ein Mann. Aber ein bisschen, so ein ganz kleines bisschen fühlte ich mich dazu genötigt. Ich glaube, sie hat gemerkt, dass ich nicht ganz bei der Sache war, auf jeden Fall hat sie es nicht wieder versucht.

Auch dazu gibt es eine Untersuchung. Das britische Institute Social Issues Research Center (SIRC) hat vor der EM eine Studie namens »Football Passions« verfasst. Das Ergebnis: Viele Männer widmen sich lieber einem wichtigen Spiel, als Sex zu haben. Besonders die Spanier. 72 Prozent der Aficionados wollen dann lieber den Ball sehen als ihre Partnerin.

Den Partner überraschen, das gilt als guter Tipp. Das ist es auch, was mir Lust bereiten würde: Sex in einem für mich unerwarteten Moment, damit meine ich auch ungewöhnliche Orte. Fahrstuhl ist der Klassiker, aber warum nicht? Ich hatte noch nie Sex im Fahrstuhl. Im Flugzeug. Warum nicht? Im Büro. Warum nicht auch das? Ich stelle mir vor, Ann würde mich beim Kleiderkaufen in die Umkleidekabine ziehen, in der sie gerade steht und ein paar Hosen probiert. Dann stünden wir beide hinter diesem Vorhang, und sie finge an, meine Hose aufzuknöpfen. Das fände ich heiß, weil es völlig überraschend käme.

Um ehrlich zu sein: Ich traue Ann das nicht zu. Wenn ich mal in ihr Arbeitszimmer komme, während sie arbeitet, und anfange, sie zu berühren, dann sagt sie meist: »Ich muss jetzt arbeiten.« Das ist, meiner Lebenserfahrung nach, auch das, was Männer von Frauen unterscheidet. Selbst wenn man einen tollen Abend zusammen hatte, einen Abend, an dem es funkte und der Augenkontakt immer länger und inniger wurde, wenn man dann im Hausflur steht und eigentlich alles darauf hinausläuft, dann kann die Frau dem Mann einen Kuss geben und sagen: »Es ist besser, du gehst jetzt nach Hause.« Kein Mann würde einen solchen Satz in einer solchen Situation von sich geben. Und dann heißt es, wir seien vernunftgesteuert.

Das ist, glaube ich, was auch Ann davon abhält, im Fahrstuhl über mich herzufallen: ihre Vernunft. Was wäre, wenn die Türen sich plötzlich öffneten und wir erwischt würden? Deswegen schwanke ich innerlich auch so hin und her, als ich in unserem Kalender lese: Mittwoch, 22 Uhr, Sex. Es nimmt dem Sex die Aufregung. Es macht Sex zu einer Aufgabe, wie Müll runterbringen oder mit Peter essen gehen.

SIE:

Woher hat er das: Männer – vernunftgesteuert? Wie kann er Trieb mit Vernunft verwechseln? Da muss was am Verstand haken.

Mittwochabend war Fußball. Das hatte ich geahnt. Samstagnachmittag war Fußball, der ging nahtlos ins Abendessen über. Das war eine Provokation meinerseits. Sonntagvormittag war ich joggen und Ben Hase gleich anschließend beim Fußball. Dafür gab es Sonntagabend zwischen Hinlegen und Einschlafen etwas Herumgemache. Aber nicht altchinesisch.

Ben Hase wird der perfekte Liebhaber

Wir sind gemeinsam in die Stadt gefahren. Ich habe ihr die Autotür geöffnet. Ich habe gewartet, bis sie eingestiegen ist, und dann habe ich die Tür sanft ins Schloss fallen lassen. Das Gleiche beim Aussteigen. Denn Lou Paget empfiehlt, der Partnerin von Anfang an die Wagentür zu öffnen; eine Geste, die die Frau sehr zu schätzen wisse.

Es ist nicht so, dass ich Ann nie die Autotür geöffnet hätte, gerade am Anfang habe ich es getan. Am Anfang habe ich auch geraucht, weil sie geraucht hatte und sich nicht vorstellen konnte, mit einem Mann zusammen zu sein, der nicht raucht. Es hat funktioniert. Nach diesem ersten Abend allerdings habe ich nie wieder eine Zigarette zwischen die Lippen genommen. Ähnlich war der Verlauf des Wagentüröffnens: Irgendwann sank die Häufigkeit, kam zum Erliegen, und jetzt, dank Lou Paget, ist das Wagentüröffnen wieder ein Bestandteil unseres Zusammenlebens. Genauso wie das Tragen von Tüten und Einkäufen, was als Dienstleistung meinerseits nicht zu unterschätzen ist: Wir wohnen im vierten Stock ohne Aufzug. Ann stellt die Einkäufe unten vor die Treppe, klingelt, und ich komme heruntergerannt und schleppe mich wie ein Maultier in den Anden die Treppe hoch. Ich weiß gar nicht, ob Ann den Wert dieser Leistung zu schätzen weiß. Mittlerweile ist es eine Selbstverständlichkeit für sie. Vielleicht fragen Sie sich, was das alles mit Sex zu tun hat? Um ehrlich zu sein: Das frage ich mich auch. Aber Lou

Paget verspricht mir: Ich werde das alles mit Zins und Zinseszins zurückbekommen.

Ann Wolff wird eine weiße Tigerin

Ich glaube, der Ansatz beginnt zu wirken. Wenn man dauernd über Sex nachdenkt und sich dann auch noch darüber austauscht, dann fängt es im Körper an zu bitzeln. Als tauten die eingeschlafenen Nervenbahnen auf. In den letzten Tagen hat mein über Sex brütendes Hirn den Neurotransmittern vermutlich lauter Reize geschickt, und dann haben die Signale ausgesendet. Jedenfalls kam ich mir vor wie eine Rundumkennleuchte. Bei Ben Hase war gar keine Veränderung zu spüren, vermutlich weil er es gewohnt ist, dauernd an Sex zu denken – und ihn nicht zu bekommen.

Irgendwann konnte ich dann nicht mehr länger warten und habe ihm gesagt – es war als wir mit anderen Eltern und Kindern im Garten der Kita auf den Beginn des Lampionfestes warteten –, dass es jetzt doch mal langsam Zeit würde, zur Sache zu kommen. Nicht immer nur reden, sondern machen. Heute Abend also, das war klar, würde der Rat des Sexualtherapeuten David Schnarch aufgehen, der sagt, wir sollten einfach mehr über Sex und über unsere Phantasien sprechen.

Als ich aus dem Yoga nach Hause kam, habe ich mich

wie immer vor den Fernseher gesetzt. Und Ben Hase rief wie immer von seinem Arbeitstisch herüber: »Jetzt machen wir es uns gleich gemütlich, ja?« Gemütlich ist das Wort, das er für alles nutzt, was schön und willkommen ist. Es klingt nicht nach Sex. Ich hatte schon die Fernbedienung in der Hand, da musste ich wieder an Sylvia de Béjar denken: »Warum noch darauf warten?«, hallte es in meinem Kopf, und ich erinnere mich an ihren Rat, einen Abend oder gar eine Woche auf den Fernseher zu verzichten. Stattdessen solle man reden, gemeinsam etwas erleben und so wahrscheinlich besseren Sex haben. Als Ben aus seinem Arbeitszimmer geschlurft kommt, sehe ich ihn erwartungsvoll an. Er setzt sich. Wir unterhalten uns. Das ist schön. Und gemütlich. Dann schauen wir doch die Nachrichten an. Danach stehe ich wie immer auf, um ins Schlafzimmer zu gehen. Und er fängt wie immer an zu zappen, bestimmt kommt noch irgendwo etwas, das mit Fußball zu tun hat.
»Was machst du da?«, rufe ich.
»Ich schau mal nach meiner Lieblings-Männerserie.«
»Seit wann guckst du Serien?«
»*Californication* finde ich gut.«
Das ist mir neu. Er hat sich die Geschichte von dem Frauenschwarm in L.A. einmal angeschaut, und ich lerne, wie sich ein Mann, dessen Frau entweder Migräne vorschützt oder die *Desperate Housewifes*, auf dem Weg zum Schlafzimmer fühlt – auf den Arm genommen, irgendwie.

Er kommt dann doch. Wir legen uns wie immer ins Bett und blättern wie immer in den Zeitungen. Bis es mir zu blöd wird und ich auf seine Bettseite rüberzurobben beginne.

Manchmal glaube ich ja, unser Bett ist schuld am Sexmangel. Das hat zumindest ein Freund von mir gesagt, der behauptet, der Anfang vom Ende seiner Ehe sei die Anschaffung eines Vier Quadratmeter-Bettes gewesen. So eines haben wir auch. Man braucht eine Flüstertüte, um zu sagen: »Schatz, machst du mal das Licht aus?« Wir haben es besorgt, als die Kinder noch nachts in unser Bett schlichen. Doch nun liegen wir darin nicht wie Ölsardinen, sondern wie Monaden in Einzelwaben. Ohne jeglichen Körperkontakt. Neulich bin ich nachts an Ben Hases Schenkel gestoßen und vor Schreck hellwach geworden. Das war vorher noch nie vorgekommen. Und bestimmt auch schon meinem sexualisierten Vorbewusstsein zu verdanken.

Also, es war dann nicht wie immer. Es war ein klein bisschen anders. Mit etwas mehr Energie meinerseits. Etwas mehr Ungestüm. Aber vor allem habe ich mich lockerer gefühlt, weniger gehemmt. Wendiger, geschmeidiger – mental wie körperlich. Nicht so fixiert auf die immer gleichen Abläufe. Offener.

Ich glaube, die Strategie könnte aufgehen. In den Sexshop gehe ich auch bald, ja, Ben Hase hat mich schon zweimal darauf angesprochen – aber ich suche mir einen für Frauen, und ich will da alleine hin. Nur vor Extrem-

Experimenten habe ich ziemlich Angst, vor allem, was mich aus meiner privaten Gemütlichkeit herausführen würde. Swinger, Orgien, Puff – nein, ich glaube, das schaffe ich nie!

Ben Hase wird der perfekte Liebhaber

Ann ist dazu übergegangen, sich Blumen selbst zu kaufen. Weil ihr Mann dafür kein Gespür hat. Und weil Frauen es nun mal lieben, Blumen rumstehen zu haben. Manchmal weist sie mich darauf hin. »Du könntest mir auch mal wieder Blumen schenken«, sagt sie dann. »Du weißt doch, wie sehr ich mich darüber freue.« Warum tue ich es nicht? Es ist keine Absicht. Es ist einfach so, dass Blumen für mich den Charakter von Tarnkappenbombern haben, sie tauchen auf meinem Radarschirm einfach nicht auf. Erst wenn sie auf dem Tisch stehen. Aber das ändere ich. Sofort. Ich gehe heute noch in den Blumenladen und kaufe ihr einen wunderschönen Strauß.

KAPITEL 6

SIE:

Zuerst waren wir in einem Spielzeugladen für unseren Sohn. Es war am frühen Nachmittag, er war noch in der Schule und der Kleine in der Kita. Wir haben da 88,95 Euro gelassen, für seinen Geburtstag, für Seifenblasen, Furzkissen, Piratenpoker, Latexballons »für eine prähistorische Party« und ein Dutzend »Lip Whistles« für seine Freunde. Außerdem haben wir ihm ein Buch über die Tiefsee gekauft, denn es ist doch immer aufregend, Welten zu entdecken, die einem fremd sind, voller Geheimnisse und auch ein bisschen furchteinflößend.

Danach, es war 14 Uhr, haben wir uns ins Auto gesetzt, ich ans Steuer, und ich habe gefragt: »Wohin soll ich fahren?«

Ich hatte mir vorgenommen, mich leiten zu lassen und das Pochen meines Herzens zu überhören. Ben Hase schaltete das Navigationssystem an, das ihm in Form eines irrwitzig geilen Gerätes vor ein paar Monaten in die Finger gekommen ist, und tippte »Sexshop« und den Namen unseres Stadtviertels ein. Als er die Adresse sagte, sah ich den Laden vor mir: in einer schmierigen Gegend, dort, wo man Rudis Resterampen findet, Hi-Fi-Läden mit

Ware aus dritter Hand und Geschäfte für Nage- und Kleintierbedarf (in denen bestimmt nur Geld gewaschen wird).

Ich fahre los. Kurz schießt mir das Bild eines Mannes mit gelichtetem Haupthaar und Hängebauch in den Kopf, der vor einer Wand mit Pornofilmen steht, Schweiß auf der Stirn, und sich, als ich eintrete, zu mir umdreht ... Ich biege in die Straße ein und verscheuche das Bild von meinem inneren Auge. Blöde Vorurteile, sage ich zu mir. Und: Du bist nicht die erste Frau, die in einen Sexshop geht.

»Was ist los?«

Ben Hase sieht mich an.

»Wo ist jetzt dein Laden?«

Den gibt es da nicht mehr. Ich gluckse.

»Aber es gibt noch einen«, sagt er und deutet auf das rote Fähnchen auf seinem Navigationsgerät, und ich sehe, wie sich ein blauer pulsierender Punkt dem roten Fähnchen nähert. Das blau Pulsierende bin ich: die Frau, die zum ersten Mal in ihrem Leben einen Sexshop ansteuert.

Ich parke direkt davor. Auf dem Schild steht »Frauenerotikladen«. Sofort verschwindet der schmierige Typ vor meinem inneren Auge, und ich rufe »Das ist ja toll, genau das Richtige!«

Ben Hase hingegen sackt in sich zusammen und sagt: »Ich warte im Auto.«

»Warum?«

»Weil ich da nicht reindarf.«

»Wieso?«

»Ich wollte mal in einen Frauenbuchladen, und da haben sie mich sofort rausgeworfen.«

»Und du meinst, wo Damenboutique drauf steht, müssen Männer draußen bleiben?«, sage ich, »das ist doch nur eine faule Ausrede, jetzt zieh bloß nicht den Schwanz ein!«

Wir lassen die Türen zufallen, und ich marschiere fest entschlossen auf das Schaufenster zu. Ben Hase zwei Schritte hinter mir. Das hatte ich mir anders vorgestellt.

Im Schaufenster liegen aus Glas geblasene und gezwirbelte Dildos, die irisieren im Nachmittagslicht so ähnlich wie die Elefanten aus Muranoglas, die ich als Kind in meinem Setzkasten stehen hatte. Daneben Tiegel mit »Honey Dust« und »Chocolate Body Paint«, da muss ich an Nutella denken, und beim Anblick der »Joy Balls« an die bunten Boller an der Schnur, die man um den Finger wickelte, um sie gegeneinanderklackern zu lassen.

Ich fühle mich ernst genommen. Ich habe keine Angst. Ich schöpfe Hoffnung. Ich muss grinsen und trete ein.

Es ertönen andalusische Gitarrenklänge. Bestimmt haben sie hier auch Duftkerzen mit Bratapfelaroma. Alles ist in rosarotes Licht getaucht, und mein erster Blick fällt auf das Buch eines Autors namens Tristan Taormino. Ich sage zu Ben Hase: »Mensch, das ist ein echt gutes Pseudonym!«

Ben Hase lacht nicht. Er hat die Schultern ein wenig eingezogen. Die Frau hinter der Kasse macht keine Anstalten, ihn des Ladens zu verweisen. Ich gehe zu einem

Tisch, der über und über mit riesengroßen Lippenstiften beladen ist, die alle ziemlich elegant geformt sind und dezente Farben haben: Lavendel, Hellblau, Flieder. Daneben stehen Namensschildchen, sie heißen: Pluto, Flipper, Orca oder Little Dolly. Ziemlich satte Preise und ausführliche Hinweise: wasserfest, allergiegetestet, mit Netzstecker oder Akku.

»Vibratoren«, flüstert Ben Hase, als ich ihn fragend anblicke. Vibratoren? Keine Ahnung! Von so einem Riesensortiment bin ich völlig überfordert. So muss sich ein Mann fühlen, wenn er zum ersten Mal die Kosmetikabteilung des KaDeWe betritt, um einen Lippenstift zu kaufen. Es liegen so viele herum, da weiß man gar nicht, wo man hinschauen soll – und wie kann ich wissen, welcher mir am besten steht?

Ich gebe der Verkäuferin ein Zeichen. Sie hat lange weiche Haare und eine warme sanfte Stimme und könnte auch in der Stadtbücherei hinterm Tresen sitzen. Sie unterhält sich mit einer Kundin, von der Ben Hase später behaupten wird, sie sei ein Mann gewesen. Egal, sie scheint alle Geräte zu kennen und fachsimpelt mit der Verkäuferin auch über das Ding, auf das ich nun deute und salomonisch unke: »Der sieht ja lustig aus, wie ein Lippenstift!«

»Den haben wir neu im Sortiment.«

»Ah.« Ich starre das Ding weiter an. Was ist das? Und warum ist es so klein? »Und er hat einen USB-Anschluss?«, fachsimple auch ich.

»Ja, der funktioniert echt gut«, sagt die Stammkundin, »Ich stecke den immer in meinen Rechner.«

»Was?«, erwidert die Verkäuferin, »bist du jetzt immer mit Rechner unterwegs?«

»Ja«, sagt die Stammkundin, »ist nötig geworden.«

Ich hole tief Luft – Ben Hase ist in einem Hinterzimmer verschwunden – und sage: »Also, ich bin zum ersten Mal hier, können Sie mir das bitte mal erklären? Alles.«

Und da hebt die Verkäuferin an und erzählt von Vibratoren mit verschiedenen Rhythmen und Tempi und Intervallen, von »Auflegern«, die aussehen wie Ladyshaver, von einer Firma aus Bremen, die formschön und offenbar ökologisch und politisch korrekt produziert, von einer aus Skandinavien, die noch modernere Designs bietet (und sich nicht mal vor Steve Jobs verstecken müsste) – und auch das fliederfarbene Dingelchen mit dem USB-Stick herstellt. Es heißt »Mia, the first-time buzz«.

Ich sage: »Der passt ja in jede Handtasche.«

Die Verkäuferin sagt: »Ja, klar.«

Ich beschließe, die Vibratoren-Auswahl Ben Hase zuzuschanzen. Der soll mir einen zum Geburtstag schenken, das ist mir zu kompliziert jetzt auf die Schnelle. Der Aufleger gefällt mir, nicht nur vom Design her. Oder ein Vibrator mit Aufleger dran. Oder ein Dildo, aber nicht so ein marmorierter kleiner, keiner aus Murano-Glas, und auf gar keinen Fall möchte ich »Realo« haben, der hat zwar eine stattliche Größe, aber ich bin ja auch sonst ein Ästhet. Ich traue mich nicht zu fragen, ob es auch »Fundis« gibt.

In dem Moment, als ich gerade den Doppeldildo aus

hundert Prozent körperverträglichem Silikon berühren will, geht die Tür auf, und zwei Frauen kommen herein. Ich glaube, ich muss mein Selbstbild revidieren. Ich hatte mir immer so viel auf meine Menschenkenntnis eingebildet. Die beiden Öko-Studi-Mädels hier hätte ich ganz sicher in eine Bücherei gesteckt. Und nicht in die Dildo-Ecke, wohin sie zielsicher – aber gackernd – streben.

Die Verkäuferin ist wieder mit der Stammkundin ins Gespräch vertieft. Ich beginne, sie ein bisschen zu beneiden. Für ihren Überblick. Und ihre Nonchalance. Ich frage mich, ob ich hier auch irgendwann aus und eingehen werde, als wäre es der Tante-Emma-Laden bei mir um die Ecke. »Hallo, Tina, heute brauche ich mal wieder einen Delight, der Akku ist alle, und meine Mia musste ich beim Check-in abgeben.«

Ich kaufe ein paar Liebeskugeln. Die hatte mir auch schon meine Hebamme empfohlen, für den Beckenboden. Leider gibt es die nicht in Cremeweiß, das würde gut zu meinem Rechner passen und zu Ben Hases geilem Gerät. Dummerweise hat der nichts von den Liebeskugeln. Dafür sucht er sich Hand- und Fußfesseln aus. Und für uns beide das »Wahre-Liebe-Spiel, ein erotisches Spiel zu zweit«. Noch ein paar mehr Lockerungsübungen und Anweisungen sind nötig geworden. Eigentlich hätte ich auch gern noch ein Massageöl. Ich habe Ben Hase nämlich gestern ein Buch bestellt: *Tantra-Massage*. Das muss er lernen. Doch allmählich wird der Einkauf viel zu teuer. Wir zahlen 84,20 Euro.

Während ich das schreibe, kann ich das sanfte Klingen und kurze Vibrieren der Liebeskugeln an meinem Beckenboden spüren. Aber nur, wenn ich mich vorbeuge, um nach meiner Teetasse zu greifen. Sonst: nüscht. Vielleicht hätte ich für das Geld lieber ein paar mehr »Fart Bags« kaufen sollen, für meinen Sohn und seine Freunde. Ich glaube, da wäre mehr bei herumgekommen.

Ich weiß noch immer nicht, was »Mia« ist.

ER:

Ich habe mir das Wahre-Liebe-Spiel ausgesucht, »ein erotisches Spiel zu zweit, eine sexuelle Entdeckungsreise«. Ich musste an Jeanne-Rose denken. Das klingt an dieser Stelle vielleicht nicht charmant Ann gegenüber, aber ich kann es erklären: In den Jahren meiner Jugend war Jeanne-Rose der Inbegriff des Verlangens. Sie war ein paar Jahre älter als ich, und jeder in der Schule war scharf auf sie. Jeanne-Rose war uns, was ihre sexuellen Erfahrungen anging, Lichtjahre voraus. Sie mochte es, Flaschendrehen zu spielen. Sie war dann diejenige, die Aufgaben stellte. Mädchen ließ sie mit dem Mund die Reißverschlüsse der Jungs öffnen, Jungs sperrte sie mit nacktem Oberkörper zusammen mit einem Mädchen in den Schrank. Sie liebte solche Spiele, und mehr noch liebte sie es, zu beobachten, wie sehr sie uns Jungs damit durcheinanderbrachte.

Seit dieser Zeit habe ich immer wieder mal den Traum,

Flaschendrehen zu spielen, aber mit zunehmendem Alter fällt es immer schwerer, Frauen zu finden, die meine Begeisterung für Flaschendrehen teilen. Auch Ann war dafür nicht zu begeistern, sie findet das Spiel »total doof«. Genauso wie Schneeballwerfen. Ich habe es einmal zu Beginn unserer Liebe gemacht, nach dem Motto, was sich liebt, das neckt sich, und damit einen derartigen Zorn geerntet, dass ich heute noch erschrecke. Ich habe also sehr schnell gelernt, nichts zu tun, was Ann »total doof« findet, auch wenn ich das »total toll« finde. Dann sah ich im Laden dieses Spiel, und vermutlich weil das Ganze, was wir hier zusammen betreiben, ja in einer Weise ein Spiel ist, sagte sie zu meiner Verblüffung: »Ist gut.«

Wir spielen es gleich am ersten Abend. Es gibt ein Spielbrett, einen Würfel, zwei Figuren und viele Karten mit Aufgaben. Die harmlose Variante sind Fragen, die man beantworten muss. Zum einen Wissensfragen: Was ist Sex auf Arabisch? (Den Schwanz mit Öl einreiben). Zum anderen Partnerfragen: Glauben Sie, Ihre Partnerin hat schon mal einer Frau die Brust gestreichelt? A: Einmal. B: Öfters. C: Noch nie. Es hat ein bisschen Ähnlichkeit mit Flaschendrehen. Auch hier gibt es eine Art Tat oder Wahrheit. Zur Tat gehören: Massagen, kurze Liebesbriefe schreiben, aber auch den Schwanz in die Frau einführen ohne Zuhilfenahme der Hände. Auf diese Karte warte ich die ganze Zeit, ich hatte sie vorher beim Querlesen entdeckt und sie dann leider zu weit unten wieder in den Stapel geordnet.

Meine Aufgaben an diesem ersten Spieleabend sind:

Massagen. Leider bin ich kein Massage-Typ. Ich weiß, dass der Mann in Anns Träumen so einer ist, der nichts lieber macht als massieren. Sie war zwei-, dreimal zur Massage und hat Wochen später noch von diesem Masseur gesprochen, dessen Finger wahre Wunder vollbringen können. Sie hat seine Nummer gleich an eine Freundin weitergegeben, und die wollte sich nach der ersten Massage schon mit dem Kerl verabreden. Mir fehlt diese Fähigkeit. Da bin ich durchaus selbstkritisch. Ich fahre mit meinen Daumen die Wirbelsäule entlang, ich greife in die Schultern und knete sie, ich kreise mit den Fingern auf ihrem Hinterkopf, aber das alles ist nichts, um das Feuer der Lust zu entfachen. Weder bei ihr noch bei mir.

Aber dann kommt doch noch eine Karte nach meinem Geschmack. Wir sollen uns im Stehen küssen. Im nächsten Moment stehen wir nackt im Flur, ich hebe Ann auf meine Hüfte und drücke sie an die Wand. Es ist kurz und wild. Das Gegenteil von einer Massage. Danach ist das Spiel zu Ende. Ann sagt: »Ist doch ein nettes Spiel.« Es hat uns zumindest dazu gebracht, mal wieder wild im Flur übereinander herzufallen.

KAPITEL 7

SIE:

Das Spiel beinhaltet immer wieder die Aufgabe: Massieren Sie Ihre Partnerin! Und das so lange, bis die Sanduhr durchgelaufen ist. Schon dafür mag ich dieses Spiel. Ich sollte die Karte zinken. Ich liebe Massagen. Leider hat Ben Hase keine goldenen Hände. Ich glaube, er denkt beim Massieren an Werder oder an Werder-Abzeichen zum Rubbeln. So jedenfalls fühlen sich seine Massagen an. Als würde er mir ein Rubbelbildchen aufrubbeln. Wenn er massieren lernen würde – ich würde *alles* für ihn tun!

Ich drücke ihm den 112-seitigen Bildband *Tantra-Massage. Die hohe Kunst der erotischen Berührung* in die Hand und bitte um Lektüre und Anwendung. Dass er sich damit beschäftigt, merke ich daran, dass er mal neben dem Bett, mal im Bad liegt.

»Und«, frage ich nach ein paar Tagen, »schon gelesen?«

»Nö, aber geile Titten hat die Tante – schon gesehen?«

Ich muss ihm recht geben und noch dreizehn Tage warten, bis er sich an den Text macht.

ER:

Es war Anns großer Wunsch. Und es geht ja beim guten Sex auch darum, dem anderen seine Wünsche zu erfüllen. Also habe ich gemacht, was im Buch vorgeschlagen wurde. Ich habe ein Fläschchen Massageöl gekauft, ich habe eine Decke auf die Dielen unseres Schlafzimmers gelegt, die Heizung vorher hochgedreht, weil die ideale Raumtemperatur für eine Massage bei mindestens 22 Grad liegt. Ich habe eine spezielle Duftmischung angerührt, zwei Tropfen Vanille und vier Tropfen Sandelholz, weil Vanille und Sandelholz das Sexual-Chakra anregen, den CD-Spieler ins Schlafzimmer gestellt und zum ersten Mal seit Jahren meine alten *Shankar*-CDs wieder hevorgekramt.

Ich habe das alles vormittags gemacht, als die Jungs aus dem Haus waren. Es sollte, so stand es im Buch, mindestens eine Stunde dauern. Es ging darum, »die Blume der Liebe erblühen zu lassen«. Denn, wie ich lernte, ist die körperliche Berührung die Brücke, auf der das eine Herz zum anderen findet. Ich las etwas von sieben Chakren, wobei mich das Sexual-Chakra am meisten interessierte. Es liegt am Kreuzbein, knapp oberhalb der Geschlechtsorgane. Ich musste dann im Großen Gesundheitsbuch nachschlagen, um sicherzugehen, wo ich das Kreuzbein finde. Ich bin dann noch mal die Checkliste durchgegangen wie ein Pilot vor dem Start.

- »2–3 große, dicke Badehandtücher als Unterlage« √
- »1 Decke, falls Ihr Partner friert« √

- »100 ml Massageöl« √
- »25 ml reines Mandelöl oder Gleitmittel für die Massage von Yoni und Lingam«. Ich musste noch mal kurz zurückblättern, um zu sehen, wer Yoni und Lingam waren. Möse und Schwanz. Wobei Yoni und Lingam natürlich viel schöner klingen. √
- »1 Wasserschälchen mit Seife« √
- »1 Karaffe mit frischem Wasser gegen den Durst« √
- »2 kleine Gläser Wein zum Anstoßen« √
- »1 Tablett mit frischen Früchten, Oliven, Nüssen, etwas Käse oder anderen Leckereien, die dazu einladen, das Hier und Jetzt genussvoll zu feiern«. Das war mir dann doch zu viel.

Ich habe mich wirklich bemüht. Ich habe mir Zeit gelassen und versucht, den Krampf in den Händen zu ignorieren. Ich bin mit den Händen von den Rippenbögen bis zu den Hüftknochen abwärts gewandert, ich habe die Kreisbewegung um den Bauchnabel ausgeführt, und am Ende habe ich mich dann Yoni genähert, genau wie es im Buch stand: Erst habe ich mit den Händen über die Innenseite der Oberschenkel gestreichelt, die Hand auf den Schamhügel gelegt und bin dann mit Daumen und Zeigefinger die äußere Schamlippe auf- und abwärts gefahren. Aber ehrlich gesagt: Der Funke ist nicht so richtig übergesprungen, zumindest nicht bei mir. Mir fiel hinterher dieser blöde Spruch ein: Schuster, bleib bei deinem Leisten. Ich habe mich damit getröstet, dass sogar ein Mann nicht alles kann. Und aus mir wird einfach kein Masseur mehr, zumindest nicht in diesem Leben. Ann fand es trotzdem schön. Wahrscheinlich hat ihr am meisten gefallen, dass ich mir mal richtig Zeit genommen habe für sie. An dieser Stelle gestehe ich, was ihr offenbar nicht verborgen geblieben ist. Ich habe auch einmal zwischendrin an Fußball gedacht. Aber nur einmal. Als ich das Kreuzbein gesucht habe.

Ann Wolff wird eine weiße Tigerin

Eines Abends erzähle ich meinen Freundinnen von unserem Sextest. Sie wollen alles ganz genau wissen. Es war bislang thematisch ein trauriger Abend, und ich will sie aufheitern. Ich sage: Ich soll nackig sein und eine lange Perlenkette anziehen, die bis zur Klitoris reicht und mit der er an meinem Juwel spielen kann. Ich soll beim Akt ganz lang in den Schein einer Kerze starren und dann zu meinem Venushügel (»den nennt man auch Yoni«, sage ich lächelnd), wo sich mein Geliebter mit wollüstigen Stößen verliert. Das verursacht rauschhafte Lichtblitze. Ich soll außerdem einen Vibrator mit Fernbedienung kaufen und mich getrennt von meinem Mann ins Kino setzen, ich mit Vibrator, er mit Fernbedienung. Hab ich gelesen. In der *Cosmopolitan.*

Meine Freundinnen kreischen vor Vergnügen. Ich erzähle ihnen auch, dass der Test in der Tat erstaunliche Wirkung zeigt: Ich finde Spaß daran und neues über meinen Partner heraus, zum Beispiel dass er auf Latex steht. Und das

mit dem Vibrator kommt mir nicht mal mehr so mental ferngesteuert vor wie zu dem Zeitpunkt, als ich zum ersten Mal davon las. Und bevor ich im Sexshop davorstand. Mia, the first-time buzz, Reihe sechs Platz neun.
Ich bin lockerer geworden in letzter Zeit, spielerisch. Allein dadurch, dass ich dem Sex Raum und Zeit einräume. Ich fühle mich wohler in meinem Körper und mache mir nicht dauernd zwanghafte Gedanken, ob es jetzt sein muss oder ob man es lieber verschiebt. Ich mache einfach los, ich kann mich fallen lassen. Bald bin ich eine weiße Tigerin!

Ben Hase wird der perfekte Liebhaber

Heute habe ich mal wieder für Ann gekocht. Parsisches Hühnercurry mit Strohkartoffeln. Allein das Schälen der Kartoffeln in feinste Streifen hat eine Stunde gedauert. Ich habe Ingwer und Knoblauch zerstoßen, mit Kreuzkümmelpulver, Gelbwurzpulver, Zimtpulver und Chilipulver operiert. Und was hat Ann gesagt? »Oh, wie köstlich!«
Und was hat Lou dazu gesagt? »Frauen finden Männer, die kochen können, sehr erregend.«
Seit Ann und ich an diesem Buch schreiben und dazu all diese Dinge miteinander anstellen und auch über sie reden, hat sich etwas verändert zwischen uns. Etwas, das vielleicht banal klingt, aber doch neu für uns ist: Sex ist

auf einmal ein Thema zwischen uns. Und das ist großartig. Ich habe das Gefühl, wir sind offener zueinander, entspannter. Gestern Abend gab es diesen Moment. Ich habe gar nicht erwähnt, dass ich im Sexladen nicht nur das Spiel gekauft habe, sondern auch noch Hand- und Fußfesseln aus Leder. Gestern also habe ich sie benutzt, ich saß auf Ann und habe ihr die Fesseln angelegt, und es hat mir große Lust bereitet. Es gab da diesen Moment, in dem unsere Routine durchbrochen wurde und ich das Gefühl hatte, wir sind uns fremd, wir sind aus unseren Rollen geschlüpft, und wir wussten nicht, was kommen würde, und das empfand ich als sehr aufregend.

KAPITEL 8

SIE:

Ich finde, unser Sex kann schlechter werden. Das probieren wir aus. Und ich muss sagen: Es ist der aufschlussreichste Sex-Tipp, der mir bislang untergekommen ist. Noch nie habe ich beim Sex so gelacht. Das hat ihn nicht besser gemacht. Aber mich fröhlich. Unternehmungslustig. Neugierig. Ulrich Clement rät, sich schlechten Sex gemeinsam vorzunehmen – um sich darüber zu verständigen, was besser sein könnte.

Ich sage zu Ben Hase: »Wir müssen heute schlechten Sex haben – was ist das für dich?«

Hase: »Auf das Vorspiel und die ganze Grütze verzichten.«

Wolff: »Das findest du schlecht?«

Hase: »Nö, deine Leserinnen, ihr Frauen. Ich finde Blümchensex schlecht, wo man nicht derb sein, nichts Dreckiges sagen darf und so Pseudo-Zärtlichkeiten.«

Wolff: »Pseudo? Aha. Dann können wir nicht gemeinsam schlechten Sex haben.«

Hase: »Was findest du schlecht?«

Wolff: »So wie man es im Film manchmal sieht: Sie liegt unten und starrt gelangweilt an die Decke, und er juckelt sich einen ab und stiert dabei an die Wand.«

Hase: »Na, los!«

…

Wolff: »Geht's nicht?«

…

Hase: »Auch eine ganz neue Erfahrung.«

…

Wolff: »Na komm schon.«

…

Wolff: »Hey, du musst an die Wand starren!«

…

Wolff: »Jetzt musst du sagen: Wie war ich?«

Hase: »Und?«

Wolff: »Ich hab nichts mitbekommen. Wie war's?«

Hase: »Total schlecht.«

Wolff: »Aber es war doch ohne Vorspiel und die ganze Grütze.«

Hase: »Bewegen darfst du dich schon.«

Wolff: »Ich schreib das jetzt mal auf.«

Das sage ich und dass ich, bevor wir den Sexratgebertest beenden, noch nackt unterm Trenchcoat den Müll rausbringen muss und mit High Heels bügeln, weil das das öde Alltagsleben aufpeppe, sagt Ian Kerner, denn Paare würden viel zu viel Zeit darauf verwenden, über Haushaltsthemen zu streiten, anstatt sich zu überlegen, wie sie mehr Erotik und Spaß in ihr Leben bringen könnten. Dass ich eine Umkleidekabine zu einer Peepshow umfunktionieren müsse, dass wir uns in eine Bar setzen sollen, um Kandidaten für einen flotten Dreier zu finden – wenn auch, eventuell, nur in der Phantasie. Und dann kündige ich ihm Öl-Wrestling an. Anne Hooper schreibt in *Play Sex*, der Reiz liege darin, sich schmutzig zu machen und sich dabei total gehenzulassen. Da gäbe es eine große Fangemeinde, bis hin zu Gruppenveranstaltungen in speziellen Clubs, aber zu Hause könne man es ausprobieren. Wir bräuchten dafür nur Öl (Sahne, Honig oder Sirup lässt sie auch gelten), einen alten PVC-Duschvorhang und einen Küchenwecker.

Wir sollen einen Timer auf zwei Minuten stellen und eingeölt damit beginnen, auf der Unterlagen miteinander zu ringen. Das Ziel ist es, den anderen auf den Rücken zu legen und sich selbst obendrauf.

Da bekommt Ben Hase leuchtende Augen.

KAPITEL 9

ER:

Ich muss zugeben, dass ich zwar William Blake kannte, den englischen Dichter und Maler, der die Reliefradierung erfunden hat (okay: Letzteres habe ich gerade bei Wikipedia nachgeschaut), Andrew Blake aber war mir bis gestern nicht geläufig. Heute bin ich natürlich schlauer:

»Andrew Blake, eigentlich Paul Nevitt (* 1947 in den USA), ist ein US-amerikanischer Pornofilmregisseur. Er gilt neben Michael Ninn und Gregory Dark als Visionär und Erneuerer des Pornofilms. Wie diese drehte er pornografische Filme in edlem Ambiente, mit exklusiver Ausstattung und mit größerem Budget. Meist sind Blakes Filme auch in außergewöhnlicher Umgebung, beispielsweise Schlössern oder architektonisch anspruchsvollen Villen und Apartments, gedreht. Charakteristisch für seine Filme ist das Fehlen von stöhnenden und sonstigen Lautäußerungen der Darsteller. Die Soundkulisse beschränkt sich meist auf unaufdringliche Instrumentalmusik seines Stammkomponisten Raoul Valve; Dialoge in Blakes Filmen sind ebenso selten wie der Auftritt eines Mannes. Typisch für seine Filme ist insbesondere auch der große Anteil von Zeitlupen- und Schwarzweiß-Aufnahmen«, heißt es bei Wikipedia.

Andrew Blake wurde mir im Buch *Sex für Fortgeschrittene* von Arne Hoffmann empfohlen. Optisch reizvoll, technisch professionell, das sei nicht schnell hingehuscht worden, sondern sorgsam erarbeitet. Meistens hübsche Darsteller. So was könne man auch mal zusammen gucken, ohne sich dafür schämen zu müssen. Ich habe zuvor noch nie einen Porno mit Ann geschaut. Ann ist eine Frau, der die Rechte der Frauen sehr wichtig sind, und die Rechte der Frauen im Porno sind begrenzt: Sie dürfen den Mann blasen und ihm ihre Muschi hinhalten. Und das kann keiner Frau wie Ann gefallen.

So in etwa würde ich antworten, wenn mich jemand nach Anns Meinung zu Porno fragen würde. Ich selbst habe auch nicht gerade viel Zeit mit Pornos verbracht, was sich schon darin zeigt, dass ich Andrew Blake nicht kannte und Anita Blond, Tera Patrick, Janine Lindemulder, Dahlia Grey ebenso wenig wie Paul Thomas, Michael Ninn, Gregory Dark, Jamie Summers, Porsche Lynn oder Tanya DeVries …

Um es kurz zu machen: Ich habe das letzte Mal als Jugendlicher einen Porno gesehen. Mein damaliger Mitschüler Luis hatte ihn eines Tages mit in die Schule gebracht, und dann machte er unter uns Jungs die Runde. Ich weiß auch, dass mein Vater ein paar dieser Filme zu Hause hatte, weil ich manchmal nachts das Stöhnen mehrerer Frauen hörte, das nicht aus dem Schlafzimmer meiner Eltern kam, sondern aus dem Wohnzimmer,

immer dann wenn meine Mutter schon tief und fest schlief.

In *Sex für Fortgeschrittene* las ich, dass beide Geschlechter körperlich gleichermaßen von den erotisierenden Szenen erregt würden, auch wenn Frauen das weitaus eher abstritten als Männer. Außerdem könnte uns ein Porno sexuell in Stimmung und überhaupt auf neue Ideen bringen. Auf dem Weg zur Schule meines Sohnes bin ich in die Videothek gegangen, in der wir zusammen tags zuvor noch *Bernard und Bianca* ausgeliehen haben. Dieses Mal bin ich an den Kinderfilmen vorbei in den hintersten Teil des Ladens gegangen. Es war gar nicht so leicht, zwischen all den Mösen und Schwänzen die Filme von Andrew Blake zu finden. Es gab fünf verschiedene, ich wollte auf der Rückseite die Inhaltsangaben lesen, blöderweise waren sie auf Niederländisch. Auf allen Covern trieben es Frauen miteinander. Ich nahm die hübschesten. *Naked Kiss* heißt das Werk.

»Für heute oder bis morgen?«, fragte der Typ hinter der Theke. Es war schon vier Uhr, die Videothek schloss um acht. Ich hätte ihn gern gefragt, wie er sich das vorstelle, und ihm den Plan für den restlichen Tag mitgeteilt: um vier den Sohn von der Schule holen, danach noch Milch und Apfelsaft beim Eckladen kaufen und eine halbe Stunde Diskurs darüber halten, warum wir heute kein Pokémon-Heft kaufen können und dass Pokémon-Hefte an sich blöd sind, bis nach Hause versuchen, wieder eine halbwegs gute Laune herzustellen, die Kinder beschäftigen, Abendbrot, ins Bett bringen und dann noch die Frau, für die Pornos frauenverachtende Männerphantasien sind, so in Stimmung bringen, dass sie ihren Abend, den sie in letzter Zeit gern mit dem Hören von klassischer Musik verbringt, mal mit einem Porno versüßt. Ich habe es dem Mann hinter der Theke nicht gesagt. Das mit den Pornos scheint doch eher ein Rein-raus-Geschäft zu sein.

Abends dann, nachdem die Kinder endlich eingeschlafen waren (oder: wir zumindest glaubten, sie seien eingeschlafen), lagen wir auf dem Sofa. Ann sagte, sie brauche mal Ruhe, und nahm sich die *Brigitte* zur Hand. Vielleicht war es der falsche Moment. Sollte ich warten? Oder einfach loslegen? Ich machte den Fernseher an und startete den DVD-Spieler. Sphärische Jazz-Musik, dazu Frauen am Pool, die sich lasziv bewegen – alles ganz langsam –, die an sich und aneinander herumspielen. Eine schiebt sich einen Dildo rein und raus, sie küssen sich, sie lecken sich, sie reden nicht. Ich sah, wie Ann die Zeitschrift fallen ließ.

»Was siehst du denn da?«, fragte sie.

Schnitt. Im Wohnzimmer des Hauses. Eine der Frauen reitet einen Mann, aber nur in ihrer Phantasie. In Wirklichkeit hat sie die Augen verbunden und wird von ihren beiden Freundinnen verwöhnt. Schnitt. Drei Frauen im Wald. Es ließ mich nicht kalt. Ann auch nicht. Bald schon wurde der Film zur Hintergrundkulisse. Es war gar nicht schlecht, muss ich sagen, weil ich das Gefühl hatte, da wären noch mehr Frauen im Wohnzimmer. Es war eine Art Fünfer. Vier Frauen und ich. Und Ann musste nicht mal eifersüchtig sein. Allerdings hatten mir die Männer im Film eines voraus: das Herauszögern des Orgasmus. Sie machten weiter und weiter und weiter, während mir schon in der Post-Orgasmus-Phase die Augen zufielen und sich eine unendliche Müdigkeit im Körper breitmachte. Das war ein wenig frustrierend. Aber glücklicherweise hatte ich zuvor Lou Paget gelesen. Im *perfekten Liebhaber* wies sie mich darauf hin, dass es sich in den Pornos um Schauspieler – also echte Profis – handele, die auf dem Filmset mit Requisiten, Filmschnitt, Synchronisation und spezieller Beleuchtung arbeiteten, was zur Schaffung einer irrealen Umgebung beitrage. Es hat einen Grund, dass ich kein Profifußballer geworden bin. Wahrscheinlich hat es auch einen Grund, warum ich kein Pornodarsteller geworden bin.

SIE:

Ich habe es mir auf dem Sofa gemütlich gemacht und blättere in der Zeitschrift. Ben Hase schaut wie immer fern. Er ist nicht wählerisch, er guckt auch *Verstehen Sie Spaß*, *Wetten dass*, Promi-Quizsendungen ... Früher habe ich auch Mist geschaut, beispielsweise jene Fernsehfilme, die auf Frauen wie mich zielen: nicht mehr ganz jung, Kinder aus dem Gröbsten raus, Gelüste auf Abenteuer, Sehnsucht nach Lavendel, Weinreben, Bergseen. Nicht ganz doof, also mit Senta Berger oder Helmut Krassnitzer oder Peter Simonischek. Aber eben doch: in Fleecedecken gewickelt, Aromakerzchen flackert, Teetrinker.

Ich schiele von einer anspruchsvollen Sozialreportage in meinem Frauenmagazin auf den Fernseher. Da laufen zwei Gürteltiere durch ein Studio. Ein Quiz-Studio. Ich sage nichts. Ich lese weiter. Es geht um die Rechte einer Frau in Simbabwe. Ich schiele wieder hin. Die Gürteltiere laufen immer noch über den kobaltblauen Studioboden. Außenrum stehen Menschen, die aussehen, wie Quiz-Studio-Gäste immer aussehen: leger gekleidet und irre verspannt. Einer trägt Slipper. Da läuft das Gürteltier dran vorbei. Das sind Momente, in denen ich weinen könnte. Ben Hase lacht. Ich sage: »Das kann nicht dein Ernst sein.« Und lese weiter.

Nach einer Weile höre ich Modern Jazz, der dudelt seicht vor sich hin. Seltsamerweise komme ich häufig mit Männern zusammen, die auf Jan Gabarek und Egberto Gismonti stehen und schon mal in modernen Jazzkonzerten waren, bei denen man keinen Ton versteht und wo Typen in schwarzen Jacketts sitzen und bei atonalen Saxophon-Soli ausflippen, als hätte einer *I will survive* aufgelegt. Es dudelt. Ich lese, mein Hinterstübchen scheint zu denken: Da stimmt was nicht. Was haben Studiogürteltiere mit Modern-Jazz-Schlurfis zu tun? Ist die Sendung vielleicht doch total abgefahren? Ich schiele wieder hin. Da stehen keine Gürteltiere mehr. Sondern zwei nackte Tanten mit spinnenartigen Beinen, die einander umgarnen. Eine dritte schiebt sich einen gallertfarbenen Tintenfisch in die Muschi. Eine hat tolle Möpse.

Auch eine Art Tiersendung. Auch abgefahren.

Ich wende mich wieder meiner Sozialreportage zu und tue so, als würde ich lesen. Ben Hases Anspannung ist zu spüren, immer wieder guckt er, ob ich schiele. Ich spanne ihn auf die Folter. Ich finde die Frauen nicht schlecht. Vor allem eine scheint ein Naturluder zu sein, die wirkt wirklich erregt. Das ist die mit den tollen Möpsen, die nur so aus der Reißverschlussjacke rauskugeln. Leider trägt sie Netzstrumpfhosen, deren Maschen sind so groß, da ginge ein Hering durch. Die eine zerreißt sie ihr jetzt, dort wo die Spinnenbeine aufeinandertreffen. Das finde ich ein bisschen albern. Auch die mit dem Tintenfisch – platt. Vermutlich haben sie die für schwanzfixierte Männer eingefügt. Die Tanten fummeln, knutschen und lecken aneinander rum. Das Haus könnte eine modernisierte Finca oberhalb von Port d'Andratx sein. Neulich habe ich auf dem Flughafen von Mallorca so ähnliche Spinnenfrauen gesehen, nur, dass die angezogen waren mit Ed-Hardy-Shirts, langen bunten Nägeln und blondierten Haarteilen. Die Wilde räkelt sich jetzt auf einem cremefarbenen Chevy. Ihre Absätze sind so hoch, die würde sicher umkippen, wenn sie ihren Knackarsch von der Motorhaube nähme. Besser gefällt mir die Szene, die sie wie in einem Loop immer wieder reinschneiden (hier waren echte Künstler am Werk): Die eine kniet vor der Drallen und man ahnt, dass es sie jetzt ziemlich doll durchfährt.

Das ist erregend.

Keine Spur mehr von Gürteltieren.

Ich lege die Zeitschrift weg. Wir vergnügen uns im Flimmern des Fernsehers. Schon beim dritten Take ist unser Stück über die Bühne. Mein Höhepunkt war einzigartig: Mittendrin ist er weggesackt, einfach spurlos verschwunden. Hatte ich noch nie, keine Ahnung, was das zu bedeuten hat. Vielleicht könnte mir das jemand erklären, der tief ins ES gucken kann. Vielleicht hat es etwas mit Gürteltieren zu tun.

Am nächsten Morgen liegt die DVD-Hülle auf dem Frühstückstisch. Es ist der Verleih direkt neben der Schule. Hut ab vor Ben Hase, denke ich, der ist mutig.

Da greift mein kleiner Sohn nach der Box und ruft: »Ui, ein Film, den will ich mal reinlegen!« Ich rufe: »Nicht jetzt, wir müssen in die Kita!«

Keine Ahnung, wie er reagiert hätte. Neulich hat mich der Große – er ist in der ersten Klasse – gefragt, warum man Sex nicht mit CH schreibt. Da habe ich gesagt, weil das etwas anderes ist. Dann habe ich eine Denkpause gemacht. Und mir gedacht: Jetzt bloß nicht kneifen. Die Sache habe ich ihm zwar schon eimal beigebracht, anhand des Aufklärungsbuches vom großen Künstler Janosch – Sie wissen schon, das mit den Bienen und Mäusen. Aber man kann das gar nicht oft genug ganz locker nebenher einfließen lassen, damit es eine totale Selbstverständlichkeit kriegt.

Ich habe gesagt: »Sex machen Erwachsene. Manchmal – aber nicht immer – entstehen dadurch Kinder.«

Noch eine Denkpause.

»Sex machen die manchmal einfach nur so zum Spaß.«

Darauf mein Sohn: »Hattet ihr auch schon mal Sex?«

Ich: »Ja, natürlich.« Mehr wollte er nicht wissen.

Am nächsten Morgen, auf dem Heimweg von Kita und Schule, gehen mir die Bilder durch den Kopf. Ich sehe dauernd Mösen und Schwänze. Kein schöner Anblick. Ich finde das furchtbar. Es geht den ganzen Tag lang so, erst gegen Abend verebbt die Bilderflut allmählich. Ich frage mich, ob Menschen, die nicht nur einmal, sondern dauernd Pornos schauen, auch den ganzen Tag durch die Welt laufen und überall Mösen und Schwänze sehen. Vermutlich ist das so. Ziemlich gestört.

Ben Hase sagt, ihm sei es nicht wie mir ergangen. Möglicherweise habe ich ein hypersensitives optisches Gedächtnis. So wäre auch zu erklären, weshalb ich bei den simpelsten Stellungen mit Handschellen oder Eispickeln sofort an Filmszenen denken muss.

Fazit: Hin und wieder darf es ruhig mal ein Porno sein. Vielleicht sogar ohne Modern Jazz und mit Ton. Man könnte auch mal einen mit Handlung ausprobieren. Einmal, im Hotel, hab ich einen gesehen, da haben sich ein Zimmermädchen und seine Herrin übereinander hergemacht. Irre beknackter Plot, aber auch den kann ich nicht vergessen. Will ich auch gar nicht. Übrigens kann ich total verstehen, weshalb man auf Geschäftsreise, sobald man die Hotelzimmertür hinter sich schließt und die Einsamkeit einen anspringt, augenblicklich von einer existentiellen Lust übermannt wird. Würde mich interessieren, woher das kommt.

Eine negative Nachwirkung wird der Porno allerdings haben: Ich werde nie mehr seichten Modern Jazz hören können, ohne dass Lingams und Yonis vor mir aufploppen. Ich fürchte, ich muss dann lachen.

Ben Hase wird der perfekte Liebhaber

Allmählich sollte sich das Wagentüröffnen, das Tütenhochtragen, das Blumenschenken, das Parsisches-Curry-Kochen, das Aus-dem-Mantel-Helfen auszahlen. Finde ich.

KAPITEL 10

SIE:

Ich habe jetzt schon eine Menge an Ratgebern gewälzt. Bislang ist mir aber noch nicht der Tipp untergekommen, mal eine Zeitlang auf Sex zu verzichten. Ich meine, so abwegig ist das nicht. In der asiatischen Philosophie wäre dieser Vorschlag durchaus denkbar. Wer Askese, Koans und gelebte Paradoxien erfunden hat – und sie sogar praktizieren kann –, der wird auf Verzicht nicht verzichten. Wir haben das jetzt zweieinhalb Wochen lang getan. Und es waren nicht irgendwelche zweieinhalb Wochen. Es waren Festtage. Die feierlichsten des christlichen Kalenders. Wo man es krachen lassen sollte. Aus dem vollen Genießen. So hatte ich mir das vorgestellt: Wir haben zwei Wochen Weihnachtsferien, setzen die Kinder hin und wieder vor den flackernden Weihnachtsbaum – oder vor eine der 40 Biene-Maja-Folgen, die sie vom Weihnachtsmann geschenkt bekommen haben –, und dann geht die Post ab.

Es macht ja allenthalben die Fama die Runde: Wer kleine Kinder hat, hat keinen Sex mehr. Man tauscht sozusagen Sex gegen Nachwuchs. Da ist durchaus was dran. Doch es kommt noch etwas dazu: Wenn man zum Beispiel wieder ausgeschlafen genug ist und Raum und Lust hat, um Sex zu haben, dann kommen nämlich: die Kinderkrankheiten.

So wie bei mir. Ich habe jetzt, während der wunderschönen Weihnachtsferien, 17 Tage lang Scharlach. Allein sieben Tage davon liege ich quasi scheintot auf dem Sofa. Manchmal gelingt es mir kaum, den kleinen Finger zu heben, vor Erschöpfung. Die folgenden zehn Tage bemächtigt sich ein Ausschlag meines Körpers. Die Haut errötet, juckt, vertrocknet, ribbelt sich auf wie Sandpapier und fällt schließlich in Fetzen von mir ab. Und zwar vom Ohrläppchen bis zum Schambereich. Exakt dort konzentrieren sich gegen den siebten Tag hin sämtliche Kräfte der Ausschlagattacke. Sogar Ben Hase sieht ein, dass da nichts zu holen ist.

Er hatte letztes Jahr Windpocken. Vielleicht mag er Ihnen mal schildern, wie sich diese Kinderkrankheit auf seine Libido ausgewirkt hat. Meine jedenfalls war bei seinem Anblick über mehr als 14 Tage extrem verstört.

ER:

Einmal, kurz nach den Weihnachtsfeiertagen, als Ann auf dem Sofa hängt, als gäbe es kein Morgen mehr, habe ich sie gefragt, ob sie Lust auf Sex hätte. Es ist immer so: Nach Tagen der Enthaltsamkeit durchschwappt mich eine Woge von Lust. Sie spült einmal durch meinen Körper, von Kopf bis Fuß, wie ein kleiner Vorläufer einer größeren Sturmflut. Ich habe gelernt, diese Woge zu ignorieren, das lernt man in einer zehnjährigen Beziehung. Am Anfang nutzt man noch jede kleine Woge, um übereinander herzufallen, aber irgendwann verebben sie einfach. Weil es Wichtigeres gibt. Die Arbeit zum Beispiel oder das Frühstück oder das Wohnung-in-Ordnung-Halten. Nach der ersten kleinen Woge schwappt irgendwann die zweite heran. Dann die dritte und vierte. Wie es weitergeht, hängt von der Selbstdisziplin des Mannes ab. Die einen rennen ins Bad, die anderen setzen sich vor den Computer und wiederum andere werden nervös, so dass die Partnerin irgendwann fragt: »Bist du wieder mal geil?«

Das ist nicht wirklich romantisch und zeugt von einer Beziehungsphase, in der die Sachlichkeit Einzug gehalten hat. Die Phase beginnt so ab dem dritten Jahr, manchmal auch schon ab dem zweiten. An jenem Tag, kurz nach Weihnachten, bin ich Ann zuvorgekommen. An ihrem Blick habe ich gesehen, dass sie den Sturm am Horizont bereits entdeckt hatte. Ich sage also: »Vielleicht hilft dir ein bisschen Sex. Vielleicht lenkt er dich ab.«

Sie sagt: »Gerade kann ich mir nichts auf der Welt weniger vorstellen.«

Natürlich konnte ich sie verstehen. Schließlich hatten mich im Jahr zuvor die Windpocken heimgesucht, und die Vorstellung an Sex hatte mich nicht gerade begeistert. Ich wollte einfach in Ruhe gelassen werden, was Ann auch nicht schwerfiel. Einen Körper, der übersät ist von kleinen roten Punkten, möchte man nicht anfassen. Dafür habe ich volles Verständnis. Ein Körper, der übersät ist von kleinen roten Punkten, möchte auch nicht angefasst werden. Zumindest nicht am ersten Tag, am zweiten auch noch nicht, am dritten sah ich am Horizont wieder die erste Woge anrollen. Ich weiß nicht, wer diese Wogen losschickt. Poseidon? Oder gibt es, genauso wie es den Fußballgott gibt, auch einen Sexgott? Vielleicht liegt der auf seiner Chaiselongue, vor sich einen Teller mit roten Trauben, zu seinen Füßen ein paar hübsche, nackte Frauen und jedes Mal, wenn sie ihn zu liebkosen anfangen, pustet er genüsslich aus und bringt eine kleine Woge auf Reisen, die bei allen Männern ankommt, die den Glauben an den Liebesgott noch nicht verloren haben.

Das Problem nur mit den Göttern ist, dass sie keine Ahnung von den Tücken des Alltags haben. Von kleinen Kindern, die quengeln und umsorgt werden wollen, vom Kühlschrank, der gefüllt werden will, und von Frauen, die gerade mal keine Lust haben. Gott müsste man sein.

Wie auch immer, die Weihnachtstage haben wir ohne Sex verbracht. Für diejenigen, denen es schwerfällt zu glauben, hier meine Einträge ins Sextagebuch für diese Zeit: »…«

KAPITEL 11

ER:

Trotzdem sollte ich nicht unglücklich sein. Es ist nämlich doch etwas passiert. Wenn diese Flaute schon dazu geführt hat, dass ich von Göttern halluziniere, dann sollte ich an dieser Stelle auch etwas anderes erwähnen, das nicht weniger mystisch oder vielleicht auch esoterisch ist. Ann hat die Angewohnheit, jedes Sylvester Tarotkarten zu legen. Und ich habe die Angewohnheit, jedes Sylvester Karten zu ziehen, die einen Gehängten oder Gemarterten zeigen. Und jedes Mal wieder versuche ich trotzdem, positiv in das neue Jahr zu blicken. Dieses Jahr war alles anders. Ann und ich zogen aus 78 Karten beide dieselbe: den Prinz der Kelche. Was, wie ich mir versichern ließ, an sich schon einer Sensation gleichkommt, oder wie Uli Hoeneß es ausdrücken würde: Der Osterhase ist auch der Weihnachtsmann.

Und dann noch diese Karte!! Deren Kernaussage lautet (um alle Leser neidisch zu machen): »Deine Sexualität ist leidenschaftlich, deine Bedürfnisse und Begierden stark. (100 Punkte.) Unterdrücke nichts! (Auf keinen Fall!) Erlaube dir, dich der Intensität deiner Gefühle und Erfahrungen zu öffnen und sie ehrlich auszudrücken. (Im Fitnessstudio war neulich eine Frau, die mich wirklich scharf gemacht hat.) Wenn es dir möglich ist, deine innere Freiheit zu bewahren, dann bietet dir diese Situation eine großartige Gelegenheit, deine inneren Tiefen und Abgründe kennenzulernen. (SM?)«

Als Anregung wurde uns auf den Weg gegeben: »Schaffe oder suche dir eine Situation, die dir Gelegenheit gibt, in einem geschützten, liebevollen Rahmen deine geheimsten Bedürfnisse zu erforschen und auszuleben. Achte auf deine innere Freiheit.«

Nennt man das Traumstart oder was? Jetzt kann ich es ja sagen, nachdem diese Karte mich dazu ermutigt: Eines meiner geheimsten Bedürfnisse ist der erotische Ringkampf. Ich weiß nicht, warum, aber die Vorstellung, miteinander zu raufen, und zwar halbwegs richtig, ohne dieses »Au, du tust mir weh« und »Nicht auf den Bauch, du bist zu schwer« macht mich an. Gerade eben habe ich bei youtube ein entsprechendes Video gesucht und Ann gemailt. Mal schauen, was passiert.

SIE:

Ich bekomme eine Mail von Ben Hase, mit einem Link auf youtube. Bestimmt wieder Hitler, der über seinen Leasingvertrag schimpft, oder eine ähnliche Polt-Parodie – solche Filmchen schicken sich Ben Hase und seine Freunde gerne rum.

Diesen hier auch?

Für diesen Link soll ich mich registrieren. Und beweisen, dass ich über 18 bin. Dazu wurde ich vor 25 Jahren zum letzten Mal aufgefordert, vom Türsteher der Bhagwan-Disco »Far Out«. Ich habe mich an ihm vorbeigemogelt und fünf Stunden später Hausverbot bekommen, weil ich erst 15 war. Hier kann ich mich legitimieren. Das verschafft mir Genugtuung. Ich klicke mich rein.

Es erscheint ein Bild des Grauens: ein spießiges Wohnzimmer, Kunstledersofa und Gummibaum, der Wohnzimmertisch wurde zur Seite geschoben. Ein Mann mit nach hinten gegelten Haaren und genau der blau-weiß-gestreiften Badehose, die ich meinen Söhnen im Sommer gekauft habe. Eine Frau mit – eine Frau?! – kirschrotem G-String und Muscle-Shirt – hat sie eine Perücke auf? Dieser strohweiß blondierte Mopp auf ihrem Kopf? Mann und Frau beginnen zu ringen. Sie fasst mit ihren schlanken Armen seine aufgeblähten Muckis, stellt ihm ein Bein, und er fällt, quasi in Zeitlupe, auf den Boden. Dann setzt sie sich auf ihn und klemmt seinen Kopf zwischen ihre Beine. Er verdreht sich wie eine Brezel. Sie setzt sich auf seinen Hals und klemmt wieder die Beine um seinen Hals. Er liegt mit dem Rücken auf der Auslegeware und sieht extrem nüchtern aus. Sie drückt ihm die Arme zu Seite. Der Mopp auf ihrem Kopf wippt. Sie guckt, als warte sie an einer roten Ampel: null Mienenspiel.

Ich mache den Ton lauter. Man hört immer noch nichts. Kein Atmen, kein Stöhnen, keine Leidenschaftlichkeit. Nur hin und wieder das angestrengte, schweißlose Aneinanderklatschen von Haut. Sie gehen verschiedene Stellungen durch. Vielleicht nur für die Kamera?

Gehört das so, beim »erotischen« Wrestling? Meinen die das ernst? Ich muss schon wieder lachen. Aber halt: Ben Hase findet das erotisch! Ich muss das ernst nehmen. Man hat uns dazu geraten. Ich *will* das ernst nehmen. Ich weiß, dass Ben Hase auf so etwas steht. Seit Jahren »probiert« er alle möglichen Kampfsportarten aus und hat dafür sämtliche inner- und randstädtischen Studios abgeklappert, und unsere Stadt ist groß. Ich weiß, dass es ihm dabei nicht nur auf den Zweikampf mit einem Mann ankommt. Ich glaube, er sucht die Kampfsportstudios nach geeigneten Gegnerinnen ab. Er sieht sich auch solche Filmchen im Netz an. Ich glaube, er chattet mit Kickboxerinnen. Ich habe das im Gefühl. Ich glaube, er gibt bei Chats ins Profil ein: Kickboxen, Kampfsport, Wrestling.

Manchmal, wenn er aus dem Haus geht und ruft: »Ich treffe mich mit Martina, weißt schon, die aus dem Taubenzüchterverein«, dann denke ich: Ja ja, die Martina, willst mich wohl für dumm verkaufen?! Und, dass er eigentlich eine Kickboxerin aus dem Chat trifft. Bislang hatte ich jedoch nie den Eindruck, dass er an einer hängengeblieben ist. Scheint ihn keine so richtig gefesselt zu haben. Daher meine Gelassenheit. Und weil ich mir denke: Auf Dauer muss das doch auch ihn langweilen – immer diese tonlosen Verrenkungen.

Interessieren würde mich wirklich, was er daran erotisch findet. Sicher: die starke Frau. Bin ich auch. Zumindest mental. Wenn ich ihm resolut klarmache, was er im Haushalt machen soll, findet er das überhaupt nicht erotisch. Da fällt mir ein, ich muss noch im Trenchcoat den Müll rausbringen. Oder soll er das lieber machen?

Als wir uns kennenlernten, wollte er immer »raufen«. Sie können sich mittlerweile sicher vorstellen, was ich davon halte. Davon und von Unterwerfungsgesten im Bett und Ähnlichem. Doch wir wollen die unterschiedlichen sexuellen Wünsche von Ann Wulff und Ben Hase ja schließlich überwinden. Also gehe ich in sein Büro und sage: »Eigentlich wollten wir Öl-Wrestling machen!«

Er dreht den Stuhl zu mir um und sagt: »Ja, gern!«

Ich: »Wir haben aber keine Plane.«

Er: »Wieso?«

Ich: »Das wird doch alles ölig!«

Er: »Dann machen wir es eben mit Nivea.«

Ich: »Du spinnst ja, das ist doch kein Öl-Wrestling!«

Er: »Natürlich ist das Wrestling.«

Ich denke: So ein Mist. Das, was mich am Öl-Wrestling am meisten interessiert hat, war das Öl! Eine verkappte Massage. Anders ist ihm die kaum beizubringen. So hätten wir beide was davon gehabt.

Ich: »Na gut. Dann komm. Mir nach.«

Wir gehen ins Kinderzimmer. Seit gestern liegt da ein Teppich. Auslegeware. Damit die Kinder toben können. »Euer neuer Tobe-Teppich«, haben wir gesagt. Ich ziehe die Vorhänge mit dem Bärchenmotiv zu und sage: »Bin gleich wieder da.« Ich will das jetzt wirklich ernst nehmen. Nicht kichern. Ich will herausfinden, was er an uneleganten Kraftprotzverknotungen erotisch findet. Ich ziehe meinen von ihm geschenkten Dessous-String an und ein Muscle-Shirt und stelle mich vor ihm auf, in der Mitte des Teppichs.

Breitbeinig, Knick in den Knien, Arme leicht ausgestellt wie ein Gorilla vor der Attacke.

Er lacht nicht. Ich umfasse seinen Oberkörper und stelle ihm ein Bein, und schon habe ich seinen Unterarm an der Lippe. Sie schwillt sofort an. Die Lippe war immer schon mein Schwachpunkt. Ich bin in meinem Leben zweimal Autoscooter gefahren, zweimal habe ich mir die Lippen am Lenker blutig geschlagen. Seither lehne ich jede Form von Gewalt ab. Ich presse die Lippe zusammen, Ben Hase gluckst auf. »Nicht lachen!«, rufe ich – und blitzschnell landet er in Zeitlupe auf dem Teppich. Quasi ohne Gegenwehr. Er will es echt. Ich setze mich auf ihn drauf und klemme seinen Kopf zwischen meine Beine. Dann drehe ich mich um, das Ganze noch mal von hinten. Dann bin ich mit meiner Wrestling-Weisheit am Ende. Es fällt mir kein Griff mehr ein. Ich schaue auf Ben Hase hinab und seufze.

Er sagt: »Ich zeig dir jetzt mal zwei Griffe.« Ich soll von hinten mit den Beinen seinen Bauch umklammern, meinen rechten Fuß unter mein linkes Knie haken und fest zudrücken. Ich erledige das. Es entfährt ihm ein Seufzer. Das ist ja mal schön. Dass man was wahrnimmt. Die ganze Energie scheint beim Ringen nach innen zu gehen. Ich bin ja eher ein extrovertierter Typ, ich finde das komisch. »Das ist so verklemmt!«, sage ich.

»Verklemmt?«, ruft Ben Hase und reißt die Augen auf,

und ich denke: Ah gut, wenigstens für verklemmt hält er mich jetzt nicht mehr, wie noch zu Anfang unseres Sexperiments.

»Ich meine: verkrampft.«

Dann bringt er mir den anderen Griff bei: Ich soll mit dem rechten Unterarm von hinten seine Gurgel umfassen und meinen linken Oberarm greifen – und dann zudrücken. Ich muss an diesen australischen Sänger denken, der unter ominösen Umständen zu Tode gekommen ist. Man fand ihn erhängt, und eine Zeitlang wurde gemutmaßt, er hätte sich aus Versehen beim Sex umgebracht. Während ich die Gurgel des Menschen zudrücke, den ich sehr liebe, frage ich mich, wie Erstickungsgefühle erotisierend wirken können. In irgendeinem Film hatte man einen biederen Familienvater in seinem Büro gefunden. Der hatte auch mit Sex und Sauerstoffentzug experimentiert. Ich nehme mir vor, dem nachzugehen. Aus wissenschaftlichem Interesse. Später.

Ben Hase tätschelt meinen Arm, und ich lasse reflexartig von ihm ab. »Wieso tätschelst du mich so sanft?«, sage ich.

»Das heißt beim Ringen: sofort aufhören.«

»Und dann hört jeder sofort auf?«

»Ja.«

Das ist gut, denke ich, das beruhigt mich. Dann nimmt mich Ben Hase in den Schwitzkasten, an der Gurgel. Sofort schlage ich um mich. Das geht gar nicht. Dann umklammere ich noch mal seinen Oberkörper. Ich würde ihn so gern festhalten. Einfach nur umarmen. Zur Zeit habe ich ihn extrem lieb. Er ist toll. So aufmerksam und höflich und zuvorkommend und präsent. Ein unheimlich toller Mann. Ich liebe ihn. Ich will ihm das zeigen. Wenn ich dem sehr klugen Sexualtherapeuten David Schnarch folgen dürfte – statt einer *youtube*-Wrestling-Vorlage –, dann würde ich Ben Hase jetzt »umarmen bis zur Erschöpfung«. Schnarch empfiehlt diese Praktik, damit sich die Partner über ihre wahren Gefühle bewusst werden. Man spüre sofort jeden Rückzug, jede Verklemmung. Mir leuchtet das unheimlich ein. Als ich Ben Hase von der »Umarmung bis zur Erschöpfung« erzählte, hat er sich an die Stirn getippt. Das hat mich ein bisschen geärgert. Hätte ihn auch mal interessieren können, wieso ich so etwas erotisierend finde.

Meine Gedanken schweifen ab. Ich bin rein technisch beim Akt. Ich mache noch ein paar Verrenkungen mit und empfinde körperlich rein gar nichts, was auch nur entfernt an den Zustand von Erregung erinnern könnte. Später suche ich im Netz und in unseren Ratgebern nach Sex ohne Sauerstoff. Zum Googeln fehlen mir irgendwie die passenden Worte. Im Index von *Wild Thing. Sex-Tipps for boys and girls* steht dazu nichts, die sind so harmlos und erklären gerade mal Tampons, Sport-BHs und Piercings. In *Sex für Fortgeschrittene* steht bei Knebeln, dass man darauf achten solle, dass man im Zustand der Erregung mehr Sauerstoff benötige als sonst. Ich erschrecke. Ich denke: So schnell kann es gehen, aus Versehen. Wie nah waren wir dran am Exitus? Und dann bitte ich Ben Hase, sein Wrestling-Erlebnis aufzuschreiben ohne Kenntnis meiner Einschätzung. Vielleicht kapier ich dann doch noch etwas.

ER:

Es ist nicht Anns Welt, das wusste ich vorher. Schon die Art, wie sie mich gefragt hat, nachdem sie sich den Videoclip angeschaut hatte: »Und darauf stehst du?« In diesem Satz und ihrem dazugehörigen Gesichtsausdruck steckte so viel Unverständnis, als hätte ich ihr gerade offenbart, Fan vom Dschungel-Camp zu sein. Während des Clips fiel ihr noch auf, dass die Frau offensichtlich eine Perücke trägt und der Mann die gleiche Badehose wie unser sechsjähriger Sohn. Das nennt man wohl: Auge für Nebensächlichkeiten. Aber zumindest hat sie nicht gleich abgewinkt, als ich sie bei der Hand nahm und sagte: »Jetzt bist du dran.« Sie wollte ins Badezimmer, weil dort die Fliesen dank einer Fußbodenheizung immer angenehm erwärmt sind. Ich musste ihr erklären, dass der Platz zwischen Toilette und Badewannenrand nicht wirklich ausreiche, um zu ringen und es nicht in ihrem Interesse sein könne, sich den Schädel am Toiletten- oder Badewannenrand aufzuschlagen.

»Was hast du vor?«, fragte sie.

»Das wirst du schon sehen«, sagte ich.

Wir suchten uns dann das Kinderzimmer, weil das am Tag zuvor mit einem neuen Teppich ausgelegt worden war. Die Jungs waren in der Schule beziehungsweise Kita. Ann zog die Vorhänge vor. Dann verließ sie den Raum und kam in Tanga und Tank-Top zurück, das hatte sie der Frau im Videoclip abgeschaut. Ich zog mich bis auf die Unterhose aus. Dann standen wir uns gegenüber, und ich weiß nicht, was Ann durch den Kopf ging.

Wahrscheinlich fand sie die ganze Situation dermaßen beknackt, dass zum ersten Mal Zweifel an unserem Vorhaben in ihr aufstiegen. Auf was hatte sie sich da bloß eingelassen? Konnte es sein, dass sie und dieser Kerl, der jetzt gerade auf sie zustürmte, um ihre Handgelenke zu packen, sexuell einfach nicht zueinander passten? Irgend so etwas wird sie gedacht haben, weil sie einen Moment unkonzentriert war und nicht reagierte, als meine Hand abrutschte und ihr leicht ans Kinn geriet, woraufhin sie aufschrie und mich später fragte, ob es schlimm blute, während sie alle zwei Minuten mit der Zunge von innen gegen diese Stelle drückte. Wir tollten ein wenig auf dem Boden herum, sie umschlang mich mit ihren Beinen, setzte sich auf mich, drückte meine Arme auf den Boden, und manches von dem gefiel mir.

Ich weiß, dass Ann gern wüsste, warum mir das so gefällt. Ich werde es ihr an dieser Stelle erklären. Wie bei allem, das im Alter seine Blüten treibt, wurden die Wurzeln in meiner Kindheit gelegt. Und zwar von Steffi. Ich weiß, dass wir Jungs sie geärgert haben, eigentlich waren wir alle in sie verknallt. Zum Ausdruck brachten wir diese Zuneigung darin, dass wir Steffi neckten. Die meisten Mädchen zogen sich zurück und taten so, als würde es sie nicht treffen, andere fingen gleich an zu heulen. Aber Steffi kam auf mich zu, und ehe ich mich versah, hatte sie mich in den Schwitzkasten genommen.

»Und?«, fragte sie. »Entschuldigst du dich?« – Mein »Ja« kam leise und gequält.

Nach unserem rechtsstaatlichen Verständnis war das

ein Geständnis unter Folter, aber es hat Wirkung gezeigt. Seitdem stehe ich auf starke, emanzipierte Frauen. Das ist die eine Erklärung. Die andere lautet: Herumbalgen macht mir einfach Spaß. Und damit bin ich offensichtlich kein Außenseiter. Wer bei *youtube* die Suchkriterien »mixed wrestling« eingibt, erhält als Ergebnis 4410 Clips. Es gibt Foren, die sich nur mit Ringkämpfen zwischen Mann und Frau beschäftigen. Es gibt Frauen, die damit viel Geld verdienen, durch die Länder ziehen und in Hotelzimmern mit Männern ringen. Der Rauftreff »München & Freising« hat sogar sein zehnjähriges Jubiläum hinter sich. Dort treffen sich Männer und Frauen, um miteinander zu raufen. Es gibt mittlerweile sogar Rauf- und Kuschelpartys. Geworben wird für sie mit folgenden Worten: »Kennst du dieses gute Gefühl, deine Kraft an einem Gegenüber zu erproben? Beim kindlich-spielerischen Balgen kannst du das mit viel Spaß erleben. Das anschließende Kuscheln, achtsam und ohne sexuelle Absichten, gibt dir ein wundervolles Gefühl von Geborgenheit, ohne dass du irgendetwas tun musst. Unser speziell entwickeltes Programm und ein erfahrenes Team bieten einen geschützten Rahmen, in dem du dich auf die Begegnung mit fremden Menschen einlassen und ausprobieren kannst, wie viel und welche Form von Nähe dir guttut. Komme und überzeuge dich selbst! Wir freuen uns darauf, am Ende des Abends auch in deine strahlenden Augen und dein glückliches Gesicht schauen zu dürfen.«

Wie du siehst, Ann, ist es das Normalste von der Welt, wenn Männer und Frauen miteinander raufen! Du bist weder an einen Außerirdischen geraten noch an einen Kerl mit perversen Lüsten – und selbst wenn es so wäre, im *Stern* habe ich vor kurzem gelesen, dass Perversitäten die Sexualität einer Beziehung erhalten. Ja, es hat mir Spaß gemacht, mich mit dir auf dem neuen Teppich im Kinderzimmer zu balgen, und wenn du auch noch Spaß daran hättest und ein bisschen üben würdest, wäre es noch schöner. Ich mochte es, deinen Körper mal anders zu berühren, kraftvoller, ungewöhnlicher. Und vor allem mochte ich es zu merken, dass mit dir auch andere Dinge möglich sind als die, die wir schon seit Jahren praktizieren.

SIE:

Immer behauptet er, ich hätte nur Augen für Nebensächlichkeiten wie Badehosen, Moppfrisuren, Netzstrumpfhosen. Ich erzähle ihm von einem Experiment, das ich im Studium kennengelernt habe und das mich bis heute nachhaltig beeindruckt: Psychologen sind in den hintersten Winkel Afrikas gefahren und haben den Leuten dort einen Film vorgeführt, der von drei Menschen handelte. Als sie wissen wollten, was die Leute an dem Film interessiert hat, sagten sie: das Gleiten der Schatten und Lichter durch die Bäume.

Unsere Wahrnehmungen sind verschieden. Besonders die von Mann und Frau und erst recht die von Ben Hase und Ann Wolff. Aber vielleicht denken wir das nur.

Vielleicht kommt es nur auf die Wertigkeiten an. Denn, wie man sieht, hat auch Ben Hase die Aufmachung der Wrestlerin bemerkt. Nicht bewusst, un- oder auch vorbewusst. Und dann ist er auch auf den G-String-Muscle-Shirt-Reiz angesprungen. Es ist doch alles nur eine Frage des Bewusstseins.

Ben Hase wird der perfekte Liebhaber

Wo bleiben die Zinsen?

KAPITEL 12

Rund um die Uhr – oder die 125-Grad-Stellung

ER:

Das Buch heißt *Sex! Wilde Varianten* Und wenn man dessen Seiten wie ein Daumenkino durch die Finger gleiten lässt, dann sieht man ein Paar von einer Verrenkung in die nächste wechseln. 52 Positionen, die mit verschiedenen Schwierigkeitsgraden gekennzeichnet sind. Fünf Punkte bedeutet: äußerst schwierig. Ein Punkt: ganz leicht. Darunter fällt zum Beispiel die gute alte Missionarsstellung. Im Vorwort steht, dass man kein großer Athlet sein müsse, um guten Sex zu haben. Es reiche, wenn man die gewohnte Routine im Bett hinter sich lasse. Man solle sich Woche für Woche eine neue Position auswählen. Das bringe das Liebesleben auf Trab. Und ein ganz wichtiger Hinweis: Man solle beim Sex sofort aufhören, wenn einem etwas weh tue, und bei wiederkehrenden Schmerzen gar einen Arzt aufsuchen. Auf jeden Fall, so empfiehlt das Buch, solle man Rücksicht auf die eigene Gesundheit und eventuelle körperliche Beschwerden nehmen.

Ich gehöre schon von jeher zu den Menschen, die sich an den Besten orientieren, das unterscheidet mich auch von Ann. Sie vergleicht sich gern mit

Menschen, denen es nicht so gut geht oder die nicht so erfolgreich sind. Kurz gesagt: Sie schaut nach unten. Ich nach oben. Ich wollte früher auch nie ein guter Zweitliga-Kicker werden, sondern mit Zidane, Ronaldo und Figo bei Real Madrid spielen. Als ich irgendwann merkte, dass ich es nicht ganz schaffen würde, habe ich eine Zeitlang gar keinen Fußball mehr gespielt. Insofern ist das Risiko recht hoch, das ich mit meiner Wahl der Stellung Nr. 13 eingehe. Ihr Name: »Rund um die Uhr«. Schwierigkeitsgrad: 5 Punkte.

Worum geht's? Eigentlich ganz einfach: Man beginnt in der Missionarsstellung, und dann dreht sich der Mann um 360 Grad, bis er am Ende wieder in der Ausgangslage steckt – und das wörtlich gemeint. Es geht nämlich darum, dass er während der ganzen Drehung in der Yoni stecken bleibt. Seine Belohnung: Durch die Veränderung des Penetrationswinkels wird der Penis immer wieder auf ganz unterschiedliche Weise stimuliert. Ihre Belohnung: Der G-Punkt wird in dieser Stellung optimal stimuliert, und sie entdeckt ganz neue erogene Zonen.

Das klingt nicht schlecht. In der Theorie. Die erste Drehung um 90 Grad bekomme ich auch noch hin. Wir liegen wie ein Kreuz aufeinander. Aber die zweite Drehung ist ohne ein Abbrechen meines Penis nicht möglich. Und weil man aufhören soll, wenn es weh tut, höre ich bei etwa 120 Grad auf. Im zweiten Versuch schaffe ich es bis 123 Grad. Im dritten bis 125 Grad. Aber dann ist Schluss.

Und das ist dann auch schon das Problem mit dieser Übung. Wir sind derartig mit der Technik beschäftigt, dass wir keine Empfänglichkeit haben für jegliche Sinnlichkeit und Stimulation. Auch mein Ehrgeiz erliegt bald der physikalischen Erkenntnis, dass diese Position mit dem göttlichen Konstruktionsplan eines Mannes kollidiert. Der Mann bräuchte einen flexibel biegsamen Penis und nicht einen, der hart und nach oben gerichtet ist, weil ihm das die 180-Grad-Drehung unmöglich macht.

Wenn Ihnen das ein bisschen zu technisch klingt, würde ich vorschlagen: Probieren Sie es aus, dann wissen Sie, was ich meine. Funktionieren müsste Position 13 mit einer handelsüblichen Bockwurst. Oder bei den wenigen Paaren, die in ihrem Lebenslauf als Beruf »Artisten« angeben können.

SIE:

Ich könnte mir sogar einen Artisten vorstellen, der wie ein Windrad »rund um die Uhr« kreist. Ich denke dabei an eine Figur, die ich als Kind hatte, die war aus biegsamem Gummi. Mein rosaroter Panther. Und während ich mir das ausmale, muss ich so lachen, dass sowieso nichts mehr geht. Dann liegen wir im Bett und blättern gemeinsam in dem Werk *Sex! Wilde Varianten*. Weil Ben Hase wieder einmal behauptet, es gäbe »so viele«, die wir noch nie probiert hätten. Ben Hase hat, davon bin ich zunehmend überzeugt, ein Problem: Er lebt in ständiger Angst, etwas zu verpassen. Nicht irgendwas, nicht

Kinofilme, Sonnenuntergänge, Abenteuersafaris mit wilden Tieren – sondern Sex.

Also sage ich: »Lass uns doch mal sehen, was wir noch nicht gemacht haben.« Es sind genau neun Positionen. Neun aus 52. Bemerkenswert finde ich, dass sie uns beiden im Schnelldurchgang sofort auffallen. Da ist man zehn Jahre zusammen und hat sich x-mal miteinander positioniert – und das Hirn hat offenbar jede Stellung registriert. Als säße da ein Buchhalter im Hinterstübchen, der nach jedem Akt ein Häkchen macht. Das finde ich erstaunlich. Zu den neun gehört die »Schubkarre«, Ben Hase tippt vehement mit dem Finger drauf und ruft: »Das haben wir noch *nie* gemacht!«. Ich tippe auf die »Kniestreckung in Seitenlage«, da hockt die Frau rittlings auf dem Mann, sie kippen irgendwie seitlich um, und dann drückt sie seine Knie durch. Das will ich unbedingt machen. Um Ben Hase zu zeigen, dass manche Dinge im Leben einfach nicht für jeden gemacht sind. Denn er ist, wie die allermeisten Männer, in etwa so biegsam wie die Schlümpfe, die ich auch als Kind hatte. Der »Schleudersitz« kommt für uns nicht in Frage, denn unsere Waschmaschine steht in einem Kabuff, da würden wir uns die Köpfe einschlagen. Was an der »Kerze« so schwierig sein soll, verstehe ich nicht. Wir sollten das ausprobieren.

Ann Wolff wird zur weißen Tigerin

Auch wenn man schon in der Mitte des Lebens steht – ein schönes Alter eigentlich, wie ich allmählich finden kann, denn ich gewöhne mich Tag für Tag daran, über 40 zu sein, erfahren und ein bisschen weiser als mit 20 oder 30 –, wird man doch immer wieder überrascht. Weil nicht alles so läuft, wie man es sich denkt. Selbst die Hindernisse sind nicht immer da, wo man sie vermutet. Es ist mit dem Sextest ein bisschen so wie mit dem Urlaub. Man fährt in die Berge, zum Beispiel in die Gegend um den Tegernsee, man kommt an, ist frohgemut, der Himmel ist bayerischblau, die Sonne knallt, man dreht sich einmal um die Achse und zählt die Bergspitzen und denkt: Wow, da gehen wir hoch! Und da und da und da! Und man malt sich den Aufstieg auf den Halserspitz aus, auf den Risserkogel, den Leonhardstein und übers Kar auf den Schinder mit 1808 Metern. Steil, lang, verschwitzt, außer Puste. Aber dann! Auf dem Gipfel! Ein Gipfel nach dem anderen, der Halserspitzgipfel, der Risserkogelgipfel und der Schindergipfel, der ist richtig geil, da werden wir einen Höhepunkt nach dem anderen haben, multiple Höhepunkte, eine irrsinnige Befriedigung! Dass man es gewagt hat und geschafft und dann dieses Gefühl: Man hat was getan, für sich und sein Wohlbefinden, aber auch für die Beziehung, die wird wieder befeuert und lebendig, dass es nur so kracht, und endlich haben wir mal alle Aufstiege, Positionen, Routen und

Höhepunkte durchgemacht und kennen uns aus. Auf den Bergen wie im Bett.
Doch dann ist der Urlaub fast rum, und von den Gipfeln hat man bislang nur einen erklommen, denn: der See. Die Kinder. Der Biergarten. Die Dampferfahrt. Die Seilbahn mit der Rutsche. Zeitung lesen. Und die Luft macht einen so müde.
So müssen Sie sich das auch mit dem Sex-Test vorstellen. Fast wie Urlaub (nur dass nebenbei noch die Arbeit dazukommt). Man nimmt sich ganz schön was vor. Und dann wird das ein Stress.
Zum Beispiel höre ich seit Wochen eine Stimme, die flüstert: »Du musst noch im Trenchcoat den Müll rausbringen!« Seit Wochen ist es der kälteste Winter seit Jahren, der Weg durch den Hinterhof zum Müllhäuschen ist vereist, und ich hatte Scharlach, und jetzt fröstelt mich schon wieder. Der Gedanke an den Trenchcoat macht mich kirre. Zum Beispiel ist es uns gar nicht möglich – das wird mir gerade bewusst, und es entlastet mich sogar, denn seit Jahren denke ich doch: Ben Hase *kann* jeden Tag, aber ich *will* nicht –, jeden Tag Sex zu haben. Um sieben klingelt der Wecker. Keiner von uns, schon gar nicht Ben Hase, möchte freiwillig vor sieben aufwachen – ich glaube, nicht mal für Sex. Frühstück, Kinder wegbringen, Arbeit. Während der Arbeitszeit – die wir ja eigentlich zum Sex nutzen könnten, denn wir arbeiten beide zu Hause –, nein, das kann ich nicht. Mein Hirn ist von acht Uhr dreißig bis 16 Uhr auf Arbeit programmiert, nicht auf

Sex. Und danach auf Kinder, bis sie im Bett sind. Gegen 20 Uhr fängt das Hirn an zu rattern. Kurz vor 20 Uhr höre ich die Stimme: »Du musst noch im Trenchcoat den Müll rausbringen.« Ich halte mir die Ohren zu. Jetzt, könnte man meinen, kann es losgehen. Ich habe immer gedacht: Jetzt, am Abend, könnten wir doch. Täglich. Und nun im Laufe dieses erhellenden Sextests muss ich mir eingestehen, dass ich falschlag.

An drei Abenden in der Woche bin ich weg: 1 x Yoga, 1 x Kino, 1 x Freundin. So ungefähr. An den drei anderen Ben Hase: 1 x Fußball gucken, 1 x Fußball gucken, 1 x mit Freund über Fußball reden. Vielleicht auch einmal nicht. Der eine, der übrig bleibt, ist meistens Sonntag. Da kommt der Tatort. Danach das heute-journal. Dann gehe ich ins Bett. Immer. Bleibt ein zweiter Abend übrig, gehen wir manchmal gemeinsam essen. Danach sind wir müde. Meistens. Und wenn zu Sex, dann nicht zu Tests aufgelegt.

So kann das nicht weitergehen. Sex muss auf den Plan. An den müssen wir uns halten. Wir haben uns das vorgenommen. Sonst schaffen wir all die Gipfel nicht. Ab heute steht jeden Tag im Kalender Sex.

KAPITEL 13

SIE:

Gestern haben wir auf die Art endlich 3 aus 52 durchexerziert.

1. Schubkarre rückwärts.
2. Schubkarre vorwärts.
3. Kerze.

Das »Kettenglied« wollte Ben Hase nicht. So würde es gehen: »Die Frau liegt mit weitgespreizten Beinen auf dem Rücken, der Mann liegt mit dem Gesicht zu ihren Füßen auf ihr, während seine Füße neben Schultern und Kopf der Frau und seine Beine auf ihren Hüften ruhen. Die Frau legt ihre Beine auf seinen Rücken, dann stößt er rückwärts in sie.«

Seit der Erfahrung mit »Rund um die Uhr« fürchtet Ben Hase um seine Gesundheit. Er glaubt, der Schwanz bricht bei so verqueren Übungen ab. Ich sage: »Nicht jeder Schwanz ist so aufrichtig wie deiner.« Er sagt: »Nicht jeder, aber der von echten Männern.« Ich denke: Woher weiß *er* das? Ich habe viel mehr von den Dingern gesehen. Und die waren alle echt.

Im *Kamasutra* haben sie schon vor 1800 Jahren behauptet, es gäbe drei Typen von Liebhabern, die man nach der Beschaffenheit ihres Geschlechtsteils einteilen könne: »Indem wir Vergleiche aus dem Tierreich entnehmen, unterscheiden wir Rammler, Stier und Hengst. Die Partnerin hingegen kann vom Typ einer Gazelle, Stute oder Elefantenkuh sein.« Der Rammler, das muss man vielleicht erwähnen, galt damals noch als Hase, im Deutschen wie im Sanskrit, nehme ich mal an. Nicht als Mann im Allgemeinen. »Die Wonne des Geschlechtsverkehrs«, heißt es im Knigge der aufgeklärten alten Inder, »hängt nun weitgehend von der Kombination dieser Typen ab.« Leider bezieht sich die Beschaffenheit nur auf die Größe. Nicht auf den Winkel von Penis oder Gebärmutterhals. Was das angeht, fürchte ich, verhalten sich Ben Hase und Ann Wolff zueinander wie – nehmen wir ein möglicherweise etwas überdimensioniertes Beispiel aus der Architektur – Fernsehturm und Felbertauerntunnel. Das geht in mancher Stellung koordinatentechnisch nicht so zusammen. Also lassen wir das mit dem Kettenglied.

Bei der »Schubkarre rückwärts« beginnt man im Stehen. Sie schlingt ihre Beine um seine Hüften und legt ihm die Arme um die Schultern. Dann beugt sie sich vorsichtig nach hinten, bis ihre Hände langsam den Boden berühren. Er umfasst ihre Hüften, damit sie die Position halten kann. Schaut schwierig aus, aber wie für uns gemacht. Wozu geht Ben Hase dreimal die Woche zum Krafttraining? Und ich zum Yoga. Wir kommen sogar in Position. Doch nach circa anderthalb Sekunden kommen mir die Kohlrouladen vom Abendessen wieder hoch.

Die Schubkarre vorwärts hat den gleichen Effekt.

Ich hätte nicht so viel essen sollen, vor dem Yoga darf ich auch vier Stunden lang nichts essen. Kohlrouladen vermeide ich an Yoga-Tagen ganz. Mir wird klar, warum Inder so gerne vegetarisch essen. Mit *Kamasutra* und Yoga lässt sich deftige Kost nicht vereinbaren. Aber soll ich für den Sex-Test jetzt etwa auch noch auf Diät gehen?

Bei der Kerze »liegt die Frau auf dem Rücken, ihre Beine sind im Schulterstand nach oben gestreckt. Der Mann kniet hinter ihr und dringt in sie ein.« Das kriegen wir hin. Wenn man auch spontan bei Errichtung der Kerzen-Position eher zur anderen Körperöffnung tendiert. Müsste ich mich nicht mit aller Kraft mühen, eine formvollendete Kerze mit gestreckten Beinen und Füßen im Plié zu halten – die Stellung könnte einem direkt Lust machen. Ich komme auf Gedanken. Lust!

Doch dann denke ich an einen meiner ersten Liebhaber. Ich war vielleicht 17, und er hatte sich gerade zu zwölf Jahren als Berufsoffizier verpflichtet. Es war nur eine ganz kurze Affäre, einmalig eigentlich. Ben Hase darf ich davon gar nicht erzählen. Er hat was gegen Soldaten. Mein Gott, ich war jung und dumm! Ich weiß nicht, ob das in einem Zusammenhang steht: Militär und rascher Stellungswechsel auch im Bett. Jedenfalls exerzierte er in einem Mordstempo eine Stellung nach der anderen durch, so schnell konnte ich mich kaum drehen und wenden und voltigieren und parieren, jedenfalls war ich völlig überrumpelt und er schnell außer Gefecht.

Lust?

Hat nichts mit Nahkampf zu tun.

Noch in der Kerze, langsam schmelzend, sage ich zu Ben Hase: »Welche Stellung hättest du am liebsten?« Und dann machen wir die, die in den *Wilden Varianten* als einzige neben »Easy Rider« und »Männchen macht Hündchen« als »ganz leicht« ausgezeichnet ist. Ach, wie schön, wie leicht: So ein wunderbarer Missionar! Und dabei blicke ich Ben Hase an, so wie es David Schnarch rät, mein verehrter Sexualtherapeut mit der These von der Differenzierung der Partner: mit offenen Augen. Ich schließe sie nicht, so wie immer, weil ich glaube, dass ich dann besser genießen kann. Dass ich mich besser konzentrieren kann, auf mich und meinen Weg zum Gipfel. Ich schaue Ben Hase in die Augen. Als wäre ich frisch verliebt, als könnte ich die Augen nicht von ihm lassen. Und ich spüre: Es gibt ein Wir. Nicht ein Ich und ein Du. Und schon gar keine Kerzen, Schubkarren oder Kettenglieder – die, wenn man sie sich nur vornimmt wie Stellungsakrobatik – letztlich nur zwischen uns stehen. Möglicherweise machen die Freude, wenn sie spontan aus der Lamäng entstehen. So wie die 43 Stellungen, auf die wir auch von selbst gekommen sind.

ER:

Wie viele Stunden meines Lebens – seit frühster Jugend – habe ich damit verbracht, über den Sinn ebenjenes Lebens nachzudenken. Warum gibt es mich? Weil meine Eltern mal Sex miteinander hatten, schon klar, aber die Frage ist natürlich philosophisch. Genau wie die anderen Fragen: Worum geht es im Leben? Wann bezeichnet man ein Leben als erfüllt?

Früher dachte ich: Ein Sinn des Lebens muss es sein, möglichst viel von der Welt zu sehen. Und ein erfülltes Leben hat man dann, wenn man möglichst viele Erfahrungen sammelt, gute wie weniger gute. Deswegen hatte ich mir auch mal vorgenommen, immer ja zu sagen, wenn es darum geht, eine neue Erfahrung zu sammeln, einen neuen Job zu beginnen, ein neues Land zu bereisen, vom Fünf-Meter-Brett zu springen, mit einer Frau im Bett zu landen. Erst mal machen, nur wer macht, kann urteilen.

Heute, im Alter von Mitte bis Ende dreißig, weiß ich, dass noch etwas anderes wichtig ist im Leben: sich selbst kennenzulernen. Klingt banal, kann aber eine Lebensaufgabe sein. Was das angeht, haben mich »Kerze« und »Schubkarren« einen großen Schritt nach vorne gebracht, wie der Fußballer so sagt. Dafür bin ich der Autorin Emily Dubberley sehr dankbar. Auch wenn das eher ein unbeabsichtigter Kollateralschaden ihres Buches ist.

Diesen großen Schritt nach vorne machte ich, als ich hinter Ann stand, ihre Oberschenkel in den Händen hielt und mein Lingam die dunkle Höhle besuchte, in der ihre Yoni zu Hause ist.

Um es kurz zu machen: Lingam hat sich nicht wohl gefühlt. Zum ersten Mal war er zu Besuch und hat sich gefragt, warum er eigentlich gekommen ist. Es hat ihm zum ersten Mal keinen Spaß gemacht. Und diese Erfahrung kann Lingams Träger nur als revolutionär bezeichnen.

Keine Lust auf Sex?

Ja, dank dieser wilden Varianten von Emily Dubberley. Es stimmt, was Ann schreibt, dass ich Angst habe, etwas zu verpassen, neben Fußballspielen im Fernsehen auch diverse Sexpraktiken.

Ich dachte immer, ein Leben ohne Dreier, ohne SM, ohne Golden Shower, ohne Artistik, ohne Schubkarre und Kerze kann kein erfülltes sein. Und dann wird mir auf einmal bewusst, dass die wahre Erfüllung in der Missionarsstellung liegt. Weil es ihr nicht um Technik und Akrobatik geht, weil man nicht abgelenkt ist und keine Angst haben muss, der Penis könne abbrechen, weil es – wie der Fußballer sagen würde – nichts für die Galerie ist, kein unnützer Hackentrick, kein Übersteiger, der nur der eigenen Eitelkeit dient. Das ist kein Plädoyer für Einfalt und »Missionarsstellung forever«, aber es ist eine Erkenntnis, dass in einer Suche um des Suchens willen keine Erfüllung liegt.

Ann Wolff wird eine weiße Tigerin

Faucht. Fassungslos. Beeindruckt. Anerkennend. Sehr froh.

KAPITEL 14

SIE:

Am Morgen, die Kinder sind in Schule und Kita, geht es an die Arbeit. Sex steht auf dem Plan, und Ben Hase sagt: »Du musst jetzt im Trenchcoat den Müll rausbringen.« Es sind minus drei Grad. Es »schnieselt«, eine Mischung aus Schnee und Nieselregen. Ich sage: »Darf ich Strümpfe und Schuhe anlassen?« Schon der Gedanke an kalte Füße macht mich krank. Ben Hase sagt: »Nein, du musst die Prada-Schuhe anziehen.« Die Prada-Schuhe hatten zu unserem ersten Zerwürfnis in der jungen Beziehung geführt. Es war vor zehn Jahren. Es waren meine ersten Schuhe, die mehr als 500 Mark kosteten. Ben Hase war zunächst entsetzt; als ich sie anzog, war er ihnen jedoch stante pede erlegen. Ein Verhaltensbiologe könnte sicher erklären, weshalb der Anblick von hohen Schuhen bei Männern zur Erektion führt; vermutlich war es für Jäger und Sammler ein Signal für erforderlichen Sexualkontakt, wenn die Neandertalerin ein paar Kieselsteine unter ihren Fersen auftürmte, und diese Veranlagung hält sich bis heute.

Ich sage: »Wenn ich mir auf dem Weg durch den vereisten Hinterhof zur Mülltonne den Fuß breche, kannst du übermorgen nicht Fußball spielen gehen.«

Und dann fällt mir auf, dass wir keinen Trenchcoat besitzen. Es soll ein Trenchcoat sein, und das zu Recht. Auch ich finde Trenchcoats sexy, zumindest an Frauen. Eine Frau, die einen Trenchcoat trägt, wirkt auf mich immer nackig. Drunter. Auch wenn sie das gar nicht ist. Ich frage mich, woher diese Annahme stammt. Humphrey Bogart im Trenchcoat wirkt überhaupt nicht nackig. Aber unter jedem von einer Frau getragenen Trenchcoat vermute sogar ich eine Sexbombe wie Madonna. Komisch, woher kommt das? Auch von den Neandertalern?

Bevor ich zur Garderobe gehe, google ich noch rasch: »Der Trenchcoat ist ein Regenmantel, meist aus leichtem Stoff wie Gabardine oder Popeline gefertigt«, steht da, und dann lande ich, nach dem Stellungsmanöver am Abend zuvor, schon wieder in der Schlacht. »Im wörtlichen Sinne ist er ein Mantel für Schützengräben (seit dem Ersten Weltkrieg), da der Begriff aus dem Englischen stammt und *trench* die Bedeutung von *Schützen-* oder *Laufgraben* hat und *coat* Mantel bedeutet. Der Trenchcoat gehörte damals zur Standardausrüstung der britischen Armee. Sein Erfinder war Thomas Burberry, der auch den o. g. Gabardine einführte.«

Erschütternd. Wie sehr – wenn man der Sache nur mal auf den Grund geht – der Sex doch mit dem Kampf verbunden ist. Kampf der Geschlechter.

Ich frage Ben Hase, welchen Mantel ich anziehen soll: meinen Daunenmantel, meinen schwarzen Wollmantel oder seinen Parka. Den wünscht er. Keine Ahnung, wieso. Ich behalte Kniestrümpfe an und meine Bikerboots und ziehe den Reißverschluss des Mantels hoch. Ich fühle mich darin ein wenig verloren, aber recht luftig. Beinahe vergesse ich den Müll, als ich die Wohnung verlasse. Ich haste die vier Stockwerke hinunter, trete durch die Tür – und dort steht just ein Mann und zieht die Hose herunter. Ich schlucke. Ich muss an ihm vorbei. Er blickt hoch. Ich flüstere: »Hallo.« Er grüßt auch und stopft dann seinen Regenüberzug in einen Rucksack.

Ich entsorge den Müll und stapfe zufrieden die Treppen hoch, mit dem frohlockenden Gefühl: Jetzt habe ich mir wirklich was verdient. Ich klingele. Keiner öffnet. Ich klingele noch mal. Ben Hase schlurft heran, in den Filzpantoffeln mit Löchern, grinsend, und sagt: »Na endlich! Das wäre erledigt.«

Ich denke: Der spinnt wohl! Das soll doch sexy sein, das muss ihn doch anmachen. Ich spüre das seidige Mantelfutter auf meiner nackten Haut, um meine Beine spielt ein sanfter Wind – ich möchte jetzt belohnt werden!

»Was ist?«, fragt Ben Hase.

Ich ziehe den Reißverschluss auf. Nichts passiert.

»Ich muss jetzt zu meinem Termin«, sagt er.

Ich öffne den Mantel. Keine Reaktion. Ich werfe den Mantel ab und mich ihm an den Hals, wir stürzen auf den Badezimmerboden, der ist gewärmt, und ich möchte, dass Ben Hase mich jetzt genau so liebkost wie das Mantelfutter. Doch er hat es eilig.

Als er aufsteht, sage ich: »Diese Sache mit dem Sex-

Test – das wird ein verdammtes Männerbuch! Ich mache eine Übung nach der anderen durch, ich verrenke mich, ich demütige mich, ich bitte um Annäherung – und du kommst immer schön auf deine Kosten! Und ich?« Ich liege auf dem warmen Badezimmerboden und rufe ihm nach, als er seinen Mantel überzieht: »Als Nächstes kriege ich aber wieder eine Tantra-Massage, der Sex-Test soll auch Frauen Spaß machen!« Und dann höre ich, wie die Tür ins Schloss fällt, und ich bin allein.

ER:

Es war eine neue Erfahrung, die ich nur vom Hörensagen kannte. Ich weiß, dass Ann nicht auf ihre Kosten gekommen ist, wenn man das beim Sex so sagen kann, weil Sex doch schließlich keine Kosten-Nutzen-Rechnung sein sollte. Aber manchmal kommt der eine und die andere nicht. Und es gibt immer noch Millionen Männer da draußen, denen das egal ist: Hauptsache sie kommen. Jetzt war ich mal einer von ihnen. Ein Macho. Diese Rolle kannte ich so noch nicht, zumindest nicht beim Sex. Manchmal rede ich so, wenn ich mit Kumpels zusammen bin, manchmal lasse ich mich auch ganz gern mal bedienen, aber, wie heißt es doch: Männer, die bellen, beißen nicht. Vielmehr gehöre ich zu der Generation von Männern, die mit Frauen groß geworden ist, die ihre Wünsche und Bedürfnisse entdeckt haben und vor allem auch einfordern. Sex, das war vom ersten Mal an für mich klar, soll beide befriedigen, Frau und Mann. Und wenn Mann, was leider häufig passiert, schon vorher befriedigt ist, dann macht er mit Fingern oder Zunge Überstunden.

Dabei möchte sich Mann nach dem Ejakulieren meist am liebsten zur Seite drehen und schlafen. Eine ganz natürliche Reaktion, wie ich mal gelesen habe, schließlich hat er sich verausgabt und gerade das Überleben der menschlichen Rasse gesichert. Ein guter Liebhaber kümmert sich nach dieser existentiellen Leistung noch um sie, weil jeder weiß, wie es ist, kurz vor dem Höhepunkt alleingelassen zu werden.

Für die, die es nicht wissen: Es ist in etwa so, als würde man dreißig Millionen im Lotto gewonnen haben, und dann nimmt die Frau von der Lotto-Annahmestelle den Schein nicht an. Oder: Als würde man die Frau seiner Träume sehen, sie lächelt einen an, sie winkt und kommt auf einen zu, und man kann sein Glück kaum fassen, sie kommt immer näher, immer näher und wirft sich dann dem Kerl am Nebentisch um den Hals. Und weil man das niemandem wünscht, sollte man sich nicht umdrehen und wegschlummern, und man sollte auch nicht – wie die Kerle es im Film gern machen – die Hose hochziehen, den Reißverschluss verschließen und von dannen ziehen.

Es ist der Kampf zwischen männlichem Instinkt und weiblicher Emanzipation. In 96 von 100 Fällen habe ich weitergemacht, weil mich Frauen so erzogen haben. Ich will schließlich ein guter Liebhaber sein. Und Egoisten können keine guten Liebhaber sein, so viel ist klar. Deswegen wurde ich Altruist. Ein Altruist der Liebe und des Sexes.

Und doch schlummerte, ich kann es nicht verhehlen, dieser Wunsch in mir, mal ganz egoistisch Sex zu haben, so wie meine männlichen Vorfahren. Hose auf, Frau ran, Hose zu, ins Büro. Jetzt weiß ich, wie das ist.

»Und? Wirst du jetzt scharf?«, fragte Ann, nachdem sie den Müll weggebracht hatte und im Mantel vor mir stand. Man muss sagen, der Mantel war viel zu groß und schwer. Unter ihm sah sie aus wie einer dieser frierenden Soldaten nach der Schlacht von Stalingrad. Es muss auch mal erlaubt sein, während dieses ganzen Experiments sagen zu dürfen, dass eine Aufgabe ihren Sinn nicht erfüllt. Es muss erlaubt sein, das sagen zu dürfen, ohne die Partnerin zu verletzen, weil es nichts mit ihr zu tun hat, sondern allein mit der Aufgabe. All diese Aufgaben und Übungen bekommen dadurch, dass sie in Sexbüchern stehen, die Aura von aufregenden und allgemeingültigen Tipps, denen kein Mann widerstehen kann oder sich zumindest nicht traut, ihnen zu widerstehen, weil er dann als asexuelles Wesen dastehen könnte.

Welcher Mann traut sich schon zu sagen, dass es ihn nicht anmacht, wenn eine Frau nackt unter einem Mantel vor ihm steht? Ich weiß, was Sie jetzt denken: Mit dem kann doch etwas nicht stimmen, der spinnt doch. Eine Frau, im Mantel, nackt, mit dem einzigen Ziel, Sex zu haben, das ist doch so was von megadupersupergeil. Es tut mit leid, man möge mich teeren und federn, aber ich fand es nicht geil. Weil es so sehr einer männlichen

Phantasie entsprungen schien, einer Phantasie, die nicht meine ist, sondern vielleicht nur die von Ian Kerner.

Ann war enttäuscht, das war ihr anzusehen. Wir ließen uns auf den fußbodenheizungsgewärmten Badezimmerfliesen nieder, rammelten, bis ich kam, dann gab ich ihr einen Kuss, zog mich an und ging.

Wow!, dachte ich, jetzt hast du es auch mal getan wie so ein richtiger Kerl. Sex ohne Rücksicht. Erfüllend war es nicht. Aber jetzt weiß ich wenigstens, wie es ist. Der Preis war freilich hoch. Noch im Rausgehen rief mir Ann hinterher: »Dass das klar ist: Bei den nächsten Übungen geht es wieder um mich!« Je länger ich darüber nachdenke, desto mehr komme ich zu dem Schluss, dass es offenbar nur zwei Möglichkeiten gibt: Entweder bin ich wirklich kein Macho, oder die haben andere Frauen.

KAPITEL 15

SIE:

Während Ben Hase obiges Machwerk verfertigt, exzerpiert Ann Wolff nichtsahnend eine Passage aus Lou Pagets Bestseller *Der perfekte Liebhaber*, jagt sie – da sie arg nüchtern anmutet – durch ein Übersetzungsprogramm und verziert den Ausdruck mit Aufklebern in Herzchenform – auf diese Weise Erotik-Ratschläge umsetzend, die an diversen anderen Stellen (Briefe schreiben! Französisch sprechen! Romantik versprühen! – alles Tipps von Sylvia de Béjar) erteilt wurden. Die Aufforderung zum Duell wird sodann, in einem roten Kuvert versiegelt, dem Gentleman Ben Hase übergeben. Frohlockend. Glucksend. Und – wie gesagt – nicht ahnend, was der gerade schreibt.

Ann Wolff und Ben Hase schreiben ausnahmsweise gleichzeitig. Dann liest die Frau den Text ihres Mannes. Darauf folgen anderthalb Tage des Schweigens, des Grolls, dann eine Nacht der Flucht in mehrere Gallonen Wodka-Cranberry, dann ein Tag Kopfweh und weiterhin: grollendes Schweigen … Bis am zweiten Tag – genauer: Sonntag, nach dem Mittagessen – die Kinder vom Tisch verbannt werden, weil Mann und Frau miteinander »zu reden« haben.

Frau: Ich mach mich hier zum Affen!!!
Mann: Wieso?
Frau: Was du da schreibst ... das hat mich verletzt.
Mann: Ich hab es nicht so gemeint, das war mein Autoren-Ich.
Frau: Der Ben Hase.
Mann: Genau, du darfst uns nicht verwechseln.
Frau, laut: Ich glaube, ihr habt sie beide nicht mehr alle!
Mann, erstaunt: Wieso das denn?
Frau: Jetzt kommt's raus.
Mann: Was denn?
Frau: Dass du seit Jahren »Überstunden« machen musst! Obwohl du doch eigentlich nur »auf deine Kosten kommen« willst.
Mann: Ich habe das nur für unsere Leser getan. Männer denken so, Männer wollen auch mal bedient werden. Ich tu das für die.
Frau: Ihr kommt doch immer! Als kämst du sonst nie »auf deine Kosten«. Dabei kommst du auf meine!
Mann: Vielleicht stimmt die Wortwahl nicht so ganz.
Frau: Ich dachte, Sex macht man gemeinsam.
Mann: Natürlich!
Frau: Weißt du, wie man sich fühlt, wenn es nur darum geht, dass der Mann kommt?
Mann: Wie?
Frau: Gedemütigt, beschämt. Man schämt sich für seine eigene Lust. Vor allem, wenn man die auch noch einfor-

dert. Das ist mir jetzt klargeworden. Wie wichtig das war, dass Frauen in den letzten Jahrzehnten so ein Brimborium um ihren Orgasmus gemacht haben. Das war Emanzipation.

Die Frau springt auf, holt den *perfekten Liebhaber* (in der 28. Auflage!!!) aus dem Giftschrank und liest das Ergebnis einer amerikanischen Studie vor. Gut ein Viertel der von den Wissenschaftlern befragten Frauen hätten darin angegeben, dass sie regelmäßig beim Sex (orale, manuelle Stimulation oder Geschlechtsverkehr) keinen Orgasmus erlebten, 23 Prozent der Frauen fanden, dass Sex für sie nicht angenehm sei, und 33 Prozent der Männer gaben an, Probleme mit einem vorzeitigen Orgasmus zu haben.

Mann: Pah, Amerikaner!
Frau: Ich frage mich, ob ich mich all die Jahre in dir getäuscht habe. Ob du mir was vorgemacht hast. Vielleicht bist du ja gar nicht mein Mann. Sondern ganz anders. Ben Hase.
Mann: Früher haben alle Männer so gedacht, früher ist Sex immer so gelaufen. Und wenn wir hier schon alles durchtesten, dann mag ich auch mal ausprobieren, wie es ist ein, echter Macho zu sein.
Frau: Natürlich darfst du das. Aber ich darf dann auch beleidigt sein, gedemütigt und beschämt.
…
Ben Hase fragt: »Sind wir wieder gut?«, und Ann Wolff antwortet: »Lass uns weitermachen.«

ER:

Natürlich machen wir weiter. Wir haben uns auch schon über andere Dinge gestritten: über das Aufräumen, das Kochen, das Putzen und gern auch über das Geld. Und wir haben weitergemacht. Das gehört dazu. Warum sollten wir uns nicht auch mal über Sex streiten?

Auch hier fällt mir mal wieder – wie eigentlich zu jedem Bereich des Lebens – eine Fußballanalogie ein. Auf dem Platz musst du treten, beißen und kratzen, danach aber gibst du dem Gegner die Hand, und alles ist vergessen.

Für alle, die sich im Fußball nicht auskennen: Platz = Bett. Treten, beißen und kratzen = Leidenschaft. Gegner = Partner?

Wer über meine Leidenschaft für das Ringen gelesen hat, könnte zu dieser Vermutung kommen, aber so ist es natürlich nicht (mehr). Die Zeiten sind glücklicherweise vorbei. Und trotzdem ist es ein Thema, das viele Männer beschäftigt – deswegen war es wichtig, dass Ben Hase es im vorherigen Kapitel thematisiert hat, ich kann ihm da als Mann nur beipflichten. Er hat sozusagen stellvertretend für uns andere Männer den Kopf hingehalten und einen Streit mit seiner Frau in Kauf genommen. Es ist doch so, dass es immer noch genügend Männer gibt, die, wenn sie über Sex reden, Sätze sagen wie: »Dann habe ich sie ordentlich rangenommen.« Oder: »Die Kleine hat es mal gebraucht.« So zu tun, als würden Männer grundsätzlich so nicht reden, kommt einer Ausblendung der Realität gleich. Und Männer wie der arme Ben Hase stehen nun mal im Spannungsfeld zwischen solchen Männern auf der einen Seite und emanzipierten Frauen wie Ann Wolff auf der anderen Seite. Er hat ja kein Plädoyer für Macho-Sex gehalten! Er hat nur darauf hingewiesen, dass es ein wichtiges Thema beim Sex zwischen Mann und Frau ist. Und dafür möchte ich ihm als Mann danken. Ben, lass dich nicht unterkriegen! So, und jetzt Mund abputzen und weitermachen.

KAPITEL 16

ER:

Die nächste Versuchsanordnung könnte auch unter dem Namen »Die stille Rache der Ann W.« stehen. Sie legt mir diesen roten Briefumschlag auf den Tisch, sagt: »Das wünsche ich mir jetzt.« Und lässt mich dann allein mit dieser Anleitung zur koitalen Ausrichtungstechnik, die ich weder auf Englisch, noch auf Französisch und, ehrlich gesagt, auch nicht auf Deutsch verstehe. Zwei Teile müssen ausgerichtet, ein ständiger Kontakt zwischen Klitoris und Beckenknochen erhalten und dann wiegende Bewegungen gemacht werden. Und jetzt? Ich bin ratlos. Hier Klitoris, da Penis, dort Beckenknochen. Was macht Mann da in den heutigen Zeiten? Richtig. Mann googelt. Und wird fündig.

Ausgestattet mit einer Schautafel, versuche ich, die Übungsanleitung zu verstehen. Ich muss also einfach den Penis reinschieben, den Kontakt zur Klitoris suchen und dann sanfte, wiegende Bewegungen ausführen. Das konnte ich noch nie, und das weiß Ann. Schließlich war sie mal mit mir tanzen, weil es eine Zeit gab, in der sie sich nichts mehr wünschte, als mit mir zu tanzen. Sie hat mich nach diesem einen Mal nie wieder gefragt. Auch an jenem Abend sollte ich sanfte, wiegende Bewegungen machen.

Ich versuche ein paar Trockenübungen. Ich kreise meine Hüfte, dann wiege ich sie vor und zurück, es müssen fließende Bewegungen sein. Ich weiß. Alles im Fluss, stell dir vor, du bist das Meer, und ein sanfter Wind bringt deine Moleküle in Schwung, sie erheben sich zu einer Welle und gleiten über den Ozean. Ja, jetzt komme ich rein, ich bin das Meer und die Welle und Ann das Boot, und zusammen wogen wir über den Ozean. Sanft hoch und sanft wieder runter. Hoch und wieder runter. Hoch und runter. Jetzt schnell, ich habe den Rhythmus.

»Ann!« – »*Ann!* Komm schnell!«

Ich spreche mein Mantra vor mich hin, »ich bin das Meer, du das Boot«, und wiege dabei meine Hüften. Sie ist etwas irritiert, aber dann liegen wir doch nackt auf dem Bett, ich auf dem Boot und will gerade den Kontakt zur Klitoris aufbauen, als Ann sagt: »Aber du musst doch unten liegen.« Am liebsten würde ich jetzt die Anleitung lesen. Ich bin mir sicher, dass davon nichts geschrieben steht, ich unten?

Wie auch immer. Ich also unten, macht letztlich auch Sinn, das Meer und die Wellen unter dem Boot. So liege ich da und versuche zu wiegen und wogen, während sie den Kontakt herstellt. Es ist schön. Aber nicht neu. Über diese Stellung habe ich als Junge schon in *Joy of Sex* gelesen, dem Buch, das ich damals von meiner Tante bekam, das schon vergilbte Seiten hatte und das zu meiner Bettlektüre wurde.

»Den Ton angeben« nannte sich diese Stellung, die Königinstellung, das »Reiten auf dem heiligen Georg«. Hätte Ann das gleich gesagt, ich hätte natürlich sofort gewusst, um was es sich handelt. »Ach, das Reiten auf dem heiligen Georg«, hätte ich gesagt, »klar, können wir machen.« Aber es zeigt sich mal wieder: Man versucht neue Namen zu finden, um Altes als neu zu verkaufen. Irgendwie ist es beim Sex offenbar nicht anders als beim Aerobic. Ob Bodypump, Bodytoning, Bodybalance oder Kick Power, letztlich ist alles doch nur Gymnastik.

SIE:

Ich würde mal sagen, ganz prosaisch, ohne Fußballanalogie und ohne Stellvertreter-Heldentum: Die Beziehung zwischen Mann und Frau ist der stetige Versuch, »das Andere« zu verstehen. Das Andere im Sinne von »l'autre«. Das ist ein philosophischer Begriff, der war zu meiner Studienzeit ziemlich »in«. Das Andere bedeutete: Es ist nicht nur fremd und komisch, meistens exotisch und auch faszinierend, aber ungefähr so anders wie Leben außerhalb unseres Planeten, also eigentlich mit der Begrifflichkeit des zu verstehen suchenden Subjektes nicht begreifbar. Nicht vorstellbar. So anders. Und das versuche ich zu verstehen. Seit zehn Jahren. In Form von Ben Hase.

Manches lässt sich ganz simpel kapieren. Zum Beispiel die koitale Ausrichtungstechnik. Eine Technik, die – vor allem wenn der Mann unten liegt – von mir bei zehn erreichbaren Punkten zwölf kriegt. The koitale adjustment technology: twelve points! La technique d'alignement koitale: douze points!

Die koitale Ausrichtungstechnik ist für Männer wie Ben Hase ein Kunststück mit Schwierigkeitsgrad »äußerst schwierig«. Very difficult! Très difficile! Männer, deren Ding Wiegen und Wogen nicht so ist. Männer, deren Ding eher stürmt und drängt.

Ich zeichne die Versuchsanordnung auf einem Schmierzettel auf. Diese Zeichnung hätte man meinethalben auch der goldenen Schallplatte der Voyager 1 beigeben können. Das ist die Sonde, die 1977 ins All geschossen wurde und die vom Leben auf der Erde künden soll. Und dazu – falls die Außerirdischen kapieren, wie sie die goldene Schallplatte abspielen sollen, immerhin wurde sie analog gespeichert – ist noch eine Menge Weltmusik auf der Schallplatte, unter anderem: Johann Sebastian Bachs *Präludium* und *Fuge in C-Dur*, eingespielt von Glenn Gould, was ich sehr begrüße; zudem Ludwig van Beethovens *Fünfte Sinfonie*, erster Satz, eingespielt durch Otto Klemperer (da hätte ich mir ja was anderes von Beethoven ausgesucht) und Chuck Berrys *Johnny B. Goode* – was ich schon für eine Irreführung der Außerirdischen halte, denn wenn sie überhaupt Englisch verstehen, dann kapieren sie doch bestimmt nicht, wieso man das falsch schreibt.

Und ich kann mir kaum vorstellen, dass die was übrig haben für Ironie, das wäre ja ein irrer Zufall, denn wer versteht die schon, außer Chuck Berry oder Ben Hase.

Aber dafür hat ihnen Jimmy Carter das damals auch noch kurz und meiner Meinung nach sehr ergreifend erklärt: »This is a present from a small, distant world, a token of our sounds, our science, our images, our music, our thoughts and our feelings. We are attempting to survive our time so we may live into yours.«

Das Übersetzungsprogramm übersetzt auf Deutsch: »Dieses ist ein Geschenk von einer kleinen, entfernten Welt, von einem Zeichen unserer Töne, von unserer Wissenschaft, von unseren Bildern, von unserer Musik, von unseren Gedanken und von unseren Gefühlen. Wir versuchen, unsere Zeit zu überleben, also können wir in ihr leben.«

Und die Moral von der Geschicht': Die koitale Ausrichtungstechnik ist eine sagenhaft simple Stellung, und sie führt überall zu Stimulationen, außen und innen, oben und unten, einfach überall. Das hat gar nicht so arg viel mit Meer und Wogen zu tun, sondern vielmehr mit Durchhaltevermögen. Doch diese simple Sache allein kann schon – wie Sie sehen – bei anderen zu unentwirrbaren Missverständnissen führen.

Nun zum heiligen Georg, und da geht die Verwirrung weiter. Da verstehe ich den Witz nicht. Erstens, wieso *wird* der geritten, der reitet doch sonst immer? Und zweitens, warum ausgerechnet der?

Ich versuche das zu verstehen: Der heilige Georg von Kappadokien ist als Märtyrer gestorben. Und zwar, weil er furchtbare Foltern durchgemacht hat – ohne seinem christlichen Glauben abzuschwören. Ergo: »Reiten auf dem heiligen Georg« = Folter.

Davor soll der heilige Georg noch rasch den Drachen getötet haben, weil der die Königstochter im Griff hatte. Ergo: »Reiten auf dem heiligen Georg« = Der Heilige verdient sich die Schöne, indem er das Biest abmurkst, mit dem die Schöne garantiert was hatte, das ist immer so bei diesen Geschichten, siehe: King Kong.

Aber was hat das mit mir zu tun? Mit meiner koitalen Abpolsterungstechnik? Dass *er* wie ein Heiligtum behandelt wird, ja ... aber wieso heißt *der* von Ben Hase plötzlich Georg?

Ich forsche nach. Georgos kommt aus dem Altgriechischen. Jede Frau, die mal alleine in Griechenland Urlaub gemacht hat, hatte eine Georgos. Das weiß ich.

Geo heißt Erde, *ergo* heißt arbeiten. Ergo: Ich glaube, jetzt komme ich total durcheinander.

Dagegen helfen Listen. Der heilige Georg ist, laut Wikipedia-Liste, zuständig und hilft bei: Fieber, Hautkrankheiten, Herpes, Syphilis, die Versuchung ... äh, jetzt wird die Sache aber heiß.

»Reiten auf dem heiligen Georg« – ob der Papst davon weiß? Langsam bin ich wirklich verwirrt. Hallo, Ben Hase! Ich übergebe!

ER:

Mensch, Ann, manchmal glaube ich, du bist Analphabetin in der Sprache der Erotik. Noch nie vom Ritt auf dem heiligen Georg gehört? Oder von den Goldfischen? Von Cassolette? Croupade? Cuissade? Vom kleinen Tod? Vom gebutterten Brötchen? Oder von der Wiener Auster? Du hättest mal die Klassiker lesen sollen, nicht die von Goethe und Shakespeare, sondern die von Alex Comfort. Stell dir mal vor, ich sage während des Frühstücks zu dir: Magst du gebutterte Brötchen? Und du? Was sagst du dann: Ja, aber nur mit Marmelade? Denkst du bei Croupade an den Mann im Spielkasino? Liebe Ann, das gehört zum Basiswissen, wie das kleine Einmaleins oder: wer nämlich mit h schreibt, ist dämlich. Oder: Es hilft kein Schütteln und kein Klopfen, in die Hose fällt der letzte Tropfen. Oder, oder, oder. Ich denke, dir ist jetzt klar, um was es hier geht. Um nichts anderes als Allgemeinbildung. Und damit du dich nicht nur ärgerst, sondern auch etwas lernst, hier ein kleines Glossar aus Alex Comforts *Joy Of Sex*:

Reiten auf dem heiligen Georg: siehe oben.
Goldfische: »Zwei nackte Menschen, die gefesselt auf einer Matratze liegen, um einander nach Art der Fische, d. h. ohne Benutzung der Hände, zu lieben.«
Gebuttertes Brötchen: »Eine Frau, die vor kurzem mit einem anderen Mann Geschlechtsverkehr hatte: ein unerwarteter Reiz für manche Männer. Es scheint ein Überbleibsel eines ziemlich allgemeinen Affenverhaltens zu

sein, bei dem das Teilen einer Partnerin eine Form der Verbindung zwischen Männchen ist.«

Cassolette: »Französisch für Duftbüchse. Das natürliche Parfüm einer sauberen Frau: nach ihrer Schönheit ihre sexuell wichtigste Eigenschaft.«

Croupade: »Jede Stellung, die sie einfach von hinten nimmt, das heißt alle Stellungen, bei denen man von hinten eindringt, außer jenen, wo sie ein Bein zwischen seinen hat oder halb abgewendet auf der Seite liegt.«

Cuissade: »Die Stellungen, bei denen man halb von hinten eindringt, wenn sie ihm den Rücken zuwendet und er in sie eindringt, wobei eines ihrer Beine zwischen seinen und das andere mehr oder minder hochgezogen ist.«

Wiener Auster: »Eine Dame, welche, natürlich auf dem Rücken liegend, ihre Füße hinter dem Kopf zu kreuzen vermag. Wenn sie das getan hat, fassen Sie sie mit den Händen fest um beide Riste und drücken nach, wobei Sie der Länge nach auf ihr liegen.«

Ben Hase wird der perfekte Liebhaber

Mal wieder ein geheimer Geheimtipp aus Lous Archiv. Da Frauen über einen sehr viel stärker ausgeprägten Geruchssinn verfügten, empfiehlt sie uns Männern doch tatsächlich, regelmäßig zu baden und an den besonders wichtigen Stellen Seife zu benutzen. Denn möglicherweise hätten wir selbst noch gar nicht gemerkt, welcher Geruch uns umgebe.

KAPITEL 17

SIE:

Da sind wir doch kürzlich wild auf dem Saint George geritten, und dann – ich bleibe im Bild – muss man sich ordentlich am Riemen reißen, damit das Pferd nicht in den Alltagstrott zurückfällt. Der trottet so lautstark vor sich hin, dass man den Sex sehr schnell aus den Augen verliert. Und da bin ich, mittlerweile, dem Sexperiment sehr dankbar, denn es legitimiert uns zu sagen: »Wir müssen mal wieder! Wir haben uns schließlich auf ein Experiment eingelassen.«

Ich habe schon ein bisschen Angst davor, was passiert, wenn wir unser Sexperiment abrechen, einschlafen lassen oder für beendet erklären. Es fühlt sich ein bisschen so an, als ob wir an einer offiziellen Studie teilnähmen, bei der wir auch noch Geld bekämen, und das animiert mich irgendwie. Dieser Fakt wiederum irritiert mich: Ob ich tatsächlich so ticke, dass ich es lieber gegen Penunze tue? Auch als neulich eine ahnungslose Freundin prustend auf die Stapel von Sex-Ratgebern auf meinem Schreibtisch zeigte und rief: »Ist es so schlimm? Habt ihr Probleme?«, habe ich mich nicht wirklich wohl gefühlt. Aber egal. Wir haben uns nun mal vorgenommen, etwas Grundlegendes an unserem Sexleben zu verändern.

Wir müssen also mal wieder – nach zwei Wochen Flaute, die einfach so entstand wie eine Windstille auf dem Chiemsee: Grade noch gleitest du im schönsten Wind, und mit einem Mal kein Lüftchen mehr und der See glatt wie ein Spiegel. Glücklicherweise ist Ben Hase ein pflichtbewusster Mensch, auf den man sich immer verlassen kann. Also kommt er mit einem neuen Sex-Test an, aus dem Buch mit dem wunderbaren Titel *Guter Sex trotz Liebe*. Das ist das Buch, das uns auch schon den erhellenden Test mit dem schlechten Sex beschert hat.

Diesmal, sagt Ben Hase, sollen wir uns gegenseitig ein erotisches Erlebnis erzählen. Wir gehen also zurück auf Anfang, denke ich, das ist ja simpel. Dann grüble ich den ganzen Tag darüber nach – Ben Hase hatte dafür einen Termin veranschlagt, nämlich »heute Abend« –, welches meiner unzähligen erotischen Erlebnisse ich Ben Hase noch nicht erzählt haben könnte. Wenn man sich kennenlernt, erzählt man sich ja allen möglichen Quatsch. Vor allem wenn man noch jung ist, glaubt man, sich mit seinen Abenteuern interessant machen zu müssen. Als wir uns kennenlernten, waren wir noch jung, und ich erinnere mich, wie Ben Hase meinen Abenteuergeschichten andächtig lauschte.

Wie ich mal in einem kleinen dunklen schwülen Club tanzte und es wogte und waberte, und ich spürte ein kreisendes Becken an meinem Hintern, und wir tanzten und wogten gemeinsam und küssten und guckten uns kurz in die Augen und liefen dann schnell in die nächste Kemenate. Und wie ich mit einer Freundin in diesen Lesbenclub gegangen bin, in dem eine Frau auf einer Bühne strippte und ihr Becken schwang und ihre Brüste reckte, und wie wir dann mit zwei jungen Frauen weitergezogen sind, zuerst zu einem Bankautomaten, an dem ich Geld holen musste, und wo ich im grellen Licht plötzlich erkannte, dass die eine der beiden Frauen lauter Sommersprossen auf ihre dunklen Haut hatte. Und nicht nur das war sehr erotisch, auch der riesige Club danach, wo wir eine wogende Masse schwuler Männer beim Tanzen beobachteten und dann …

Aber erstens, denke ich, während ich die Wäsche aufhänge (nicht in High Heels und ohne Trenchcoat!), habe ich das doch schon längst – wenn nicht gar x-mal – erzählt. Und zweitens sind doch Abenteuer bei weitem nicht mehr so erotisch wie Phantasien. Dafür sind sie schon viel zu verblasst und abgenudelt. Tja, und dann ist es Abend, und ich weiß nicht, was ich erzählen werde.

Ich bin müde. Es ist neun. Ich war schon beim Sport und bin erschöpft. Wir sitzen am Wohnzimmertisch vor der Glotze, und ich schiebe mir was Schnelles vom Asiaten in den Mund, weil ich mich kaum noch halten kann.

Ich sage: »Lass uns das jetzt erzählen, ich will ins Bett.«

»Erst nach *24*.«

»Aber das ist doch aufgezeichnet, das kannst du auch danach gucken.«

»Wir sollen es uns aber im Bett gemütlich machen.«

»Wozu denn das?«, sage ich naiver, als ich bin, und: »Komm, ist doch schnell erzählt.«

Ben Hase setzt sich durch. Traut sich aber nicht zuzugeben, dass ihm *24* wichtiger ist als Soixante-Neuf oder so was (ja, auch ich kann Fremdwörter nachschlagen). Gegen Viertel vor zehn schlafe ich auf dem Sofa ein. Ben Hase rüttelt mich. »Los, wir müssen uns jetzt was erzählen!«

Ich torkele ins Bad. Da sprühe ich mir ein wenig von Ben Hases neuem Parfum auf den Unterarm. Zum Schnuppern. Falls ich während der Erzählung wieder zu müde werden sollte. Düfte können wach halten.

Und dann liegen wir im Bett, und Ben Hase liest den Sex-Tipp vor.

ER:

In letzter Zeit ertappe ich mich häufig dabei, Worte, die schwarz auf weiß gedruckt sind, nur flüchtig zu überfliegen, statt sie konzentriert aufzusaugen, sie in mein Hirn wandern zu lassen, um dort meine kleinen grauen Zellen mit Nahrung zu versorgen. So weit kommt es aber nur noch selten, meist haben sich die Buchstaben schon auf dem Weg zum Hirn verflüchtigt. Es gibt Tage, an denen reicht es gerade noch zum *Kicker*. Ich fürchte, das liegt am Alter. Warum ich das jetzt schreibe? Weil meine neuartige Leseschwäche auch Einfluss auf den nächsten

Sextest hat. Ich habe Ann gesagt, sie solle sich ein angenehmes Erlebnis überlegen, von dem sie mir dann erzählen solle. Auch ich habe den ganzen Tag darüber nachgedacht, bin die zweitausend Frauen im Geiste durchgegangen, mit denen ich gern Sex gehabt hätte und das Dutzend, mit dem ich Sex hatte. Welcher Sex war besonders schön? Sollte ich von der Fahrt im Auto erzählen, mit hundertachtzig auf der Autobahn, ich am Steuer, und dann auf der Überholspur bückt sie sich zu mir, öffnet meine Hose …

»Erzählen Sie Ihrem Partner das Erlebnis möglichst anschaulich«, lautet die dritte Regel dieser Übung. Sollte ich Ann erzählen, wie unglaublich das war, damals auf der Autobahn? Sollte ich ihr auch erzählen, wer sie war oder den Namen einfach unerwähnt lassen? Regel 4 heißt: »Ihr Partner hört zu.« Und: »Enthalten Sie sich einer wertenden Äußerung.« Ich könnte ihr auch von der Frau erzählen, deren Namen ich nicht einmal weiß, weil sie, ohne sich vorzustellen, Lingams Stall geöffnet hat, während wir im Fahrstuhl standen, natürlich habe ich mich nicht gewehrt, hätte ich nach Hilfe schreien sollen? Hilfe, diese unglaublich attraktive Frau will mir an die Hose! So kommt und helft ihr doch! Ich habe halt so für mich nachgedacht und mir natürlich auch Gedanken gemacht, was Ann mir wohl erzählen würde. Und was ist, wenn sie von einem unglaublich beglückenden Erlebnis erzählt, an dem ich gar nicht beteiligt war? Wäre das möglich? Und was hätte das zu bedeuten? Dass sie immer noch daran denkt, wie es mit einem anderen war? All das ging mir durch den Kopf, und dann ist es endlich Abend, und kurz bevor wir ins Bett wollen, um uns unsere tollen Geschichten zu erzählen, schläft Ann ein. Erst denke ich, sie macht Späße, so wie unser kleiner Sohn manchmal in seinem Kindersitz anfängt zu schnarchen und dabei mit aller Kraft seine Lider zusammenpresst. »Ich bin gespannt auf deine Geschichte«, sage ich. Aber sie rührt sich nicht. »Ann?« Keine Reaktion. »Sex, Sex, Sex, Sex!« Sie scheint wirklich zu schlafen. Ich ziehe und ruckele an ihr herum, und irgendwann schlägt sie die Augen auf. Dann gehen wir ins Bett, und ich lese ihr die Übung vor.

»Verabreden Sie sich mit Ihrem Partner zu einem erotischen Gespräch über ein für Sie besonders unangenehmes sexuelles Erlebnis.« Da steht es schwarz auf weiß: un-angenehmes. Es war das *un*, das auf dem weiten Weg zwischen Buch und Hirn verlorengegangen war. »Wieso unangenehmes?«, fragt Ann, »du hast von einem angenehmen Erlebnis gesprochen.« Ich merke, wie mein Hirn anfängt zu arbeiten und versucht, all die Gedanken zu verdrängen, die mich den ganzen Tag beschäftigt haben. Kein Autobahn-Sex, kein Fahrstuhl-Sex, aber was dann?

»Du fängst an«, sage ich. Und ich bilde mir ein, zu sehen, wie Anns Hirn anfängt zu arbeiten und versucht, all die Gedanken zu verdrängen, die sie den ganzen Tag beschäftigt haben. Dann erzählt sie von einem Kerl, der ihr erst das Höschen auszog, um es ihr dann in den Mund zu stopfen, er hatte offensichtlich einen Hang zur Gewalttätigkeit. Es ist eine sehr kurze Geschichte. Ich komme nicht darum herum, mir Ann vorzustellen, wie sie ihr Höschen im Mund hat. Auf die Idee bin ich noch nie gekommen.

Wenn wir fertig sind, sollen wir folgende Frage diskutieren: Inwiefern hat das damalige Erlebnis noch Einfluss auf mein heutiges Sexualleben, und inwiefern ist es abgeschlossen? Wir sollen gut diskutieren, es aber nicht zerreden. Eine halbe Stunde ist genug.

So weit die Anleitung.

»Inwiefern hat das damalige Erlebnis noch Einfluss auf dein heutiges Sexualleben, und inwiefern ist es abgeschlossen?«, frage ich. Und sie erzählt mir davon, dass sie damals noch jung war und alles ausprobieren wollte, auch dem Mann zuliebe, weil sie wusste, dass er darauf stand. Aber es hat ihr nicht gefallen, und weil sie das mittlerweile weiß, würde sie es nicht noch mal mit sich machen lassen. Insofern ist die Episode Höschen-in-den-Mund-stopfen ein für alle Mal abgeschlossen. Was bleibt? Das Bild von Ann, wie sie das Höschen im Mund hat. Ich muss den ganzen nächsten Tag daran denken. Und weiß nicht, ob das jetzt gut oder weniger gut ist.

SIE:

Manchmal – eher selten – überrascht mich Ben Hase doch ex negativo, im Weglassen sozusagen. Nachdem ich nämlich ein wenig nachgedacht hatte, sind mir gleich mehrere unangenehme Erlebnisse eingefallen. Und weil ich, wie Sie bestimmt schon gemerkt haben, keine ausufernde Erzählerin bin, sondern schnell zum Punkt komme, dachte ich: Erzähle ich lieber mehrere unterschiedliche Episoden statt einer einzigen und die ausufernd. Die wollen ja, dass wir uns eine halbe Stunde unterhalten.

Und wie schon einmal, beim schlechten Sex, verblüfft mich Professor Doktor Ulrich Clement mit diesem scheinbar simplen sexualwissenschaftlichen Tipp. Es geht einem da nämlich ein Licht auf, über sich selbst oder über den Partner. Ich möchte jedem Paar raten, sich gleich zu Anfang der Beziehung über un-angenehme Erfahrungen auszutauschen. Und nicht nur mit Darkrooms oder Fahrstühlen zu prahlen, so wie wir.

Meine zweite unangenehme Geschichte handelt von einem verheirateten Mann mit vier kleinen Kindern, dessen Frau keine Lust mehr auf ihn hatte – ich aber. Anfänglich. Doch plötzlich war sie weg. Und kippte in Ekel. Ein Prozess, der mir leider vertraut war. Mitten im Akt habe ich auf den Penis des Mannes geguckt. Der war ein bisschen schief, was aber nicht der Grund für meine plötzliche Abneigung war, sein gesamter Körper war mir auf einmal total fremd und zuwider. Der Mann war nicht unsensibel und auch nicht dumm, sondern bemerkte sofort, was los war. Er stand auf, packte seine Tasche und sagte im Gehen: »Eine von der Sorte reicht mir.«

Was mich an diesem Erlebnis besonders unangenehm und bis heute berührt: diese Mischung aus Ekel und Mitleid.

Ben Hase stellt die abgelesene Frage, als ginge ihn die Sache nichts weiter an. »Inwiefern hat das damalige Erlebnis noch Einfluss auf dein heutiges Sexualleben, und inwiefern ist es abgeschlossen?«

Es hat großen Einfluss auf meine Angst, diese fast inzestuöse Ablehnung könnte wiederkehren. Einfluss auf meine Bemühungen, den Sex nicht einschlafen zu lassen. »Und es ist gleichzeitig wunderbar und abgeschlossen, weil ich mich noch nie vor dir geekelt habe«, sage ich zu Ben Hase und denke: Das ist echt ein Riesenkompliment! Er lächelt. Ich frage mich, ob er die Tragweite meines Bekenntnisses begreift. Und lege das dritte nach.

Da hat ein Mann, in den ich lange Zeit außerordentlich vernarrt war, mit mir geschlafen, obwohl er mir nicht den Eindruck vermittelte, dass er das wirklich wollte. Und das nicht nur einmal, sondern über mehrere Jahre hinweg, immer dann, wenn wir uns für ein paar Tage im Jahr sahen.

»Da habe ich mich gefühlt wie ein Stück Scheiße«, sage ich zu Ben Hase.

Und er: »Inwiefern hat das damalige Erlebnis noch Einfluss auf dein heutiges Sexualleben, und inwiefern ist es abgeschlossen?«

Vielleicht ist er auch müde, denke ich und rede weiter, als läge ich auf der Couch – zum Beispiel von Professor Clement. Ich erkläre mich. Erkläre, dass ich weiß, wie man sich fühlt, wenn der andere keine Lust hat, dass das für eine Frau doch eine eher ungewöhnliche Erfahrung sei und dass ich ihm dieses Gefühl eigentlich niemals vermitteln wollte.

Und dann fällt mir auf, dass es bei all diesen unangenehmen sexuellen Erinnerungen immer darum ging, Grenzen auszuloten: Was macht mir selbst Spaß? Wie weit gehe ich mit, um dem anderen eine Freude zu bereiten? Und dann denke ich mal wieder: Wie schön es doch ist, 40 zu sein und in einem Alter, in dem man seine eigenen Bedürfnisse und Grenzen kennt – und sich auch traut, sie zu verteidigen. Ganz anders als wenn man jung ist und noch glaubt, alles mitmachen zu müssen.

Mir kommt der Gedanke an Swinger, Orgien und Puffs. Ähnlich wie der erledigte Gedanke, dass ich den Müll im Trenchcoat runterbringen sollte, rumort diese potentielle Aufgabe seit geraumer Zeit in meinem Hinterkopf. Soll ich es für Ben Hase tun? Nur weil er es möchte?

Oder soll ich der These David Schnarchs folgen, der sagt, eine Beziehung gelänge nicht einfach nur, wenn Partner sich alles erzählten und dann voll aufeinander einließen. Sondern wenn die Partner das Selbstbewusstsein, den Mut und das Vertrauen hätten, zu ihren eigenen Bedürfnissen und Grenzen zu stehen; sich darüber offen auseinanderzusetzen und den Unterschied, die Differenz zum Partner, auszuhalten.

Der unangenehme Sex-Tipp ist spitze! Ich würde gern wissen, ob Ben Hase seine unangenehme Erinnerung für gleichermaßen prägend hält. »Inwiefern hat das damalige Erlebnis noch Einfluss auf dein heutiges Sexualleben, und inwiefern ist es abgeschlossen?« Er soll das selbst entscheiden.

Ich beschließe, Swinger, inszenierte Orgien und den

Puff von der gemeinsamen To-do-Liste zu streichen. Zumindest vorerst. Vielleicht mal später, Sex zum Selbermachen für Grenzübergänger. Und zum Ausgleich: meinem Partner eine nicht alltägliche Freude zu bereiten.

Leider kommt mir die Idee von selbst – und ich finde den passenden Tipp dazu nicht. Bei der *Perfekten Liebhaberin* steht im Stichwortverzeichnis da, wo ich es vermuten würde, nur: »Naturmaterialien«. Der *Sex für Fortgeschrittene* widmet zwar dem Analsex 24 aufschlussreiche Seiten, mit lauter Fremdwortern wie Rimming und Postillion. Aber nicht der Anleitung, die ich suche. In den *Sex-Tipps for Boys and Girls* steht zwar, was es sein könnte, aber nicht, wie man eine Sauerei verhindert:

»Golden Showers 1. Wenn das Pinkeln zur sexuellen Erregung beiträgt, alias ›Wassersport‹. 2. Ein Baum aus der Familie der Hülsenfrüchtler, stammt aus Indien, und sein lateinischer Name lautet cassia fistula.«

»Heute machen wir mal den Indischen Goldregen«, rufe ich Ben Hase zu, bevor er zum Zahnarzt geht.

Im Netz werde ich dann doch fündig und lasse mir von Wikipedia erklären, dass es sich nur bei ausgiebigem, ja quasi ausschließlichem Gebrauch dieser urophilen Technik um eine »Störung der Sexualpräferenz (Paraphilie)« handelt, die in der »Internationalen statistischen Klassifikation der Krankheiten und verwandter Gesundheitsprobleme« (ICD) unter der Schlüsselnummer F65.9 – »Nicht näher bezeichnete Störungen der Sexualpräferenz« – eingruppiert wird. Ansonsten sei die Sache ganz harmlos, und auf sex-tipps.net diskutieren ein paar Analphabeten wie ich darüber, ob das nun »schön oder nicht« ist, ob man eine Plane drunterlegen soll, ob man dann da vom Rubbeln Blasen bekommt, oder doch lieber in der Wanne oder Dusche, aber egal, chacun à son goût.

Bitte schön. Französisch kann ich jetzt auch. Ben Hase, wünschen Sie eine Coiffeuse?

KAPITEL 18

ER:

Vor allem wünsche ich mir einen Regenschirm oder gelbes Ölzeug, das Fischer auf hoher See tragen, wenn die Wellen über das Boot hereinbrechen und die Gischt ans Kajütenfenster spritzt. Es wird ernst, Ann hat etwas ins Spiel gebracht, das ich mir bislang nur vorgestellt habe – und das auch nur ab und zu. Es ist kein Zufall, dass ich ausgerechnet jetzt von Regenschirmen und Ölzeug träume. Es ist eine Frage, die ich mir schon lange stelle und auf die ich noch keine vernünftige Antwort gefunden habe. Was sollte Phantasie bleiben?

Das Schwierige an dieser Frage ist: Wie soll ich wissen, was Phantasie bleiben sollte, ohne es real ausprobiert zu haben? Nur nachdem ich es ausprobiert habe, weiß ich, dass ich es besser nicht ausprobiert hätte. Oder dass es richtig war, es auszuprobieren, weil ich sonst etwas Wunderbares verpasst hätte. Das nennt man Dilemma. Und wie gesagt: Noch habe ich keine generelle Lösung.

In meiner Phantasie kann ich es mir aufregend vorstellen, zwei Menschen fallen übereinander her, voller Lust und Leidenschaft, sie verlieren ihre Hemmungen, sie kratzen und beißen, sie schreien und stöhnen, und dann stellt sie sich über ihn und pisst ihn an, und in seiner Erregung genießt er das, weil sie einfach macht, wozu sie gerade Lust hat. Ich hatte noch keine Frau, mit der ich Ähnliches erlebt hätte. Es ist das erste Mal, und es ist das erste Mal, dass ich mir Gedanken darüber mache, wie es ist, angepinkelt zu werden. Und schon kommen mir Regenschirm und Ölzeug in den Sinn.

SIE:

Sex ist jetzt harte Arbeit. Wir sind im Endspurt, das Testfieber hat uns gepackt, und heute Morgen habe ich zum ersten Mal in meinem Leben ein Gefühl dafür bekommen, was Akkord bedeutet. Es ging mir nicht gut, der Magen. Am Nachmittag würde ich einen Termin in einer drei Stunden entfernten Stadt haben. Vorher musste ich noch eine Waschmaschine füllen und wieder leeren, die eingepieselte Bettwäsche meines kleinen Sohnes entsorgen, ein paar Mails schreiben, was Warmes für den Magen zu Mittag machen, einen Friseurtermin wahrnehmen, den großen Sohn aus der Schule holen – und das Erlebnis F65.9 inklusive Verschriftlichung angehen.

Ich bin trotzdem joggen gegangen. Als ich zurückkomme und verschwitzt im Türrahmen stehe, ruft Ben Hase: »Liebste, wenn du nicht zweimal duschen willst, machen wir es jetzt gleich.«

Am Vorabend hatte ich Kate Winslet im *Vorleser* gesehen und sie dafür bewundert, dass sie eine Frau aus den Fünfzigern rüberbringt, die sogar auf der Leinwand nach Kohlenstaub, Schweiß und Metall riecht. Die baden aber, bevor sie sich beschnuppern.

Das ist mir alles zu viel heute, denke ich, aber das tut jetzt nichts zur Sache, denn die Pflicht ruft. Ich sage zu Ben Hase: »Du hast ja jetzt aufgrund vielfältiger Recherchen mitbekommen, dass es ganz gut kommt, wenn man ein klein wenig Vorspiel macht. Bitte schön!« Er ist gut drauf. Überraschenderweise bekomme ich doch Lust. Wir bewegen uns Richtung Badewanne. Ben Hase schlägt vor, sie einzulassen, aber ich weigere mich. Ich piesle nicht in mein Badewasser – im Gegensatz zu meinen drei Männern. Wenn man die Jungs (die kleinen und den großen) in die Wanne stellt, pieseln sie sofort im Stehen rein und finden das sehr sehr lustig. Für dieses ungeheuerliche Verhalten haben sie sogar von ihrem Großvater die Absolution erhalten. So wird das von einer Generation an die nächste weitergegeben. Aber ohne mich. Obwohl ich im Internet gelesen habe, dass frischer Urin keim- und einwandfrei sei (außer man ist schwer krank). Dann schwirrt mir plötzlich auch noch die Journalistin Carmen Thomas im Kopf herum, die als erste Frau eine Sportsendung moderieren durfte – mir aber nicht deshalb, sondern vor allem wegen ihres Buchs *Ein ganz besonderer Saft – Urin* im Gedächtnis geblieben ist. Irgendwie traurig, denke ich und versuche, mich wieder auf das Hier und Jetzt zu konzentrieren.

Wir befinden uns mitten im Spiel, als mir klar wird, dass ich augenblicklich null Harndrang habe. Blöd.

Außerdem trifft mich nun schlagartig ein Phänomen, unter dem mein allererster Jugendfreund litt – und das, auf Nachfrage, sämtliche weiteren Liebhaber für Humbug erklärten: das Phänomen nämlich, dass nicht beides geht, Erregung und Harndrang. Wenn mein Freund pieseln musste, konnte er nicht kommen. Bei mir ist es umgekehrt: Wenn ich Wogen nach innen wallen lasse, kann ich nicht gleichzeitig einen Strom nach draußen fluten. Ich glaube, weil die energetische Dynamik beim Höhepunkt nach innen geht. Bei der Frau. Bei mir, zumindest. Das ist eine paradoxe Blockade. Ich bin ja kein Didgeridoo. Und da ist es auch schon geschehen.

Vielleicht, denke ich etwas zerknirscht, hätte ich noch selbstloser handeln müssen und auf den Orgasmus verzichten. Das sollte man beim nächsten Mal probieren. Wenn man seinem Partner schon einen Gefallen tun will.

Als ich zu Ben Hase sage: »Geht nicht«, erklärt er sich – wie willig, weiß ich nicht – bereit, den Spieß umzudrehen. Nach etwa anderthalb Sekunden Schockstarre sage ich laut und vernehmlich: »Das will ich nicht!!!« Dass so warm über mich drübergestrullert wird. Nö. Will ich nicht.

Am Ende des Tests denke ich, ob das vielleicht der Grund ist, dass ich F65.9 als Tipp nirgends gefunden habe: Der Wunsch danach ist einfach viel zu individuell. F65.9 lässt sich nicht verallgemeinern wie andere Ratschläge, wie »Frauen mögen Vorspiel« oder »Männer kriegen generell gern einen geblasen, probieren Sie es mal!«. Nirgends stand: »Männer werden generell gern angepieselt, probieren Sie es mal!«. Vermutlich hatte die Rechtsabteilung der Ratgeber-Verlage da Bedenken. Und ich kann sie gut verstehen.

ER:

Da standen wir also in der Badewanne, weil es völlig ausreicht, wenn einer ins Bett pullert, nämlich unser kleiner Sohn. Das Bettzeug abziehen, waschen, neu beziehen, das ist immer eine der Sachen, die keinen besonderen Spaß macht. Also blieben nur Dusche oder Badewanne. »In die kalte Badewanne?«, hatte Ann gefragt. »Wir können auch Wasser einlaufen lassen, gemeinsam baden und dann …«

Aber das gehört zu den Absurditäten – man könnte auch sagen, Kauzigkeiten – von Ann. Sie ekelt sich davor, wenn jemand ins Badewasser strullert, was in meiner Familie üblich war, ich habe es nicht anders gelernt. Außerdem ist es ein ganz natürlicher Reflex. Wer es nicht glaubt, dem empfehle ich folgendes Experiment: Nehmen Sie eine Schüssel, füllen Sie warmes Wasser ein, nehmen Sie den Finger Ihres schlafenden Mannes, halten Sie ihn in die Schüssel mit dem warmen Wasser. Danach können Sie mit Sicherheit das Bettzeug abziehen, waschen und neu beziehen.

Wie auch immer, ich habe Ann schon einige Male erklärt, dass es blödsinnig ist, sich vor ein bisschen Urin im Badewasser zu ekeln, ich habe ihr auch schon mal das Mischungsverhältnis ausgerechnet – 200 000 Milliliter Wasser zu 150 Milliliter Urin = 0,00075. Aber selbst das half nicht. Umso erstaunlicher, dass sie jetzt offenbar bereit war, in einem hundertprozentigen Extrakt zu baden.

Oder auch nicht.

»Ich kann nicht«, sagte sie. Und das war das nächste Dilemma, das auch mich schon beschäftigt hatte. Wie kann man im hohen Grad der Erregung pissen? Das geht vielleicht in der Phantasie, aber nicht in der Realität. Das ist biologisch nicht möglich. Es geht nur eines: Sperma oder Urin. Da waren sie mal wieder, die beiden Pole, Phantasie am einen Ende des Universums, Realität am anderen: das wilde, ekstatische Übereinanderherfallen mit dem finalen Wasserspiel und zwei Erwachsene, nackt in der Badewanne, die wollen, aber nicht können.

Ich versuche, mich von meiner eigenen Erregung zu distanzieren. An andere Sachen zu denken, an die Kratzer in der Stoßstange unseres Autos, an die Hortensien im Garten meiner Eltern, an den nicht gegebenen Elfmeter im Spiel gegen Dortmund. Am leichtesten wäre es, einfach warmes Badewasser einzulassen, aber das will Ann auf keinen Fall – Sie wissen ja, der Ekel und so. Trotzdem habe ich irgendwann das Gefühl, es könnte klappen, und sage: »Ich glaube, ich könnte.«

Und Ann sieht mich mit großen, unsicheren Augen an und spricht etwas erschrocken: »Das will ich nicht!« Und es ist für mich völlig in Ordnung. Vielleicht, weil ich selbst nicht so richtig wollte. Manche Dinge sind vielleicht doch für die Phantasie vorbehalten.

Gerade schlage ich in meiner Sex-Bibel nach. Aber selbst bei Alex Comfort findet sich kein Eintrag zu »Golden Shower«. Ganz am Ende des Buches gibt es einen Absatz mit der Überschrift: »Wasserlassen«. Da geht es aber mehr um das Verletzungsrisiko beim Sex, Blasenverletzung, Blasenkatarrh und Blasenriss. Zum Wasserlassen als sexuelles Spiel nur lapidar in zwei Sätzen, dass vor allem Kinder anderen fasziniert beim Wasserlassen zusähen. Ebenso manche Erwachsene; denn es sei ein Spiel aus Kindertagen.

Jetzt, wenn ich das lese, erinnere ich mich auch daran, dass wir uns als Kinder manchmal angepinkelt haben. Der eine fand es lustig, der andere nicht. Auch das ist beim Sex manchmal so.

Ben Hase wird kein perfekter Liebhaber

Ich muss wohl damit leben, kein perfekter Liebhaber zu werden, niemals. Das ist sehr schade, weil ich es gern geworden wäre, der Liebhaber, von dem die Frau träumt, der ein Leben lang unvergessen bleibt, an dessen Grab sich die ehemaligen Sexualpartnerinnen treffen, sich gemeinsam die Äuglein glasig heulen und auf dessen Grabstein sie gemeißelt haben: »In Gedenken an Ben Hase, den perfekten Liebhaber«.

Dazu wird es jetzt nicht mehr kommen, weil Ben Hase auf halber Strecke aufgegeben hat, weil ihm der Glaube an die Ratschläge der Autorin Lou Paget abhandengekommen ist. Und er anfängt, sich zu fragen, für welche Art von Mann sie ihr Buch geschrieben hat. Für den Neandertaler, der noch nie davon gehört hat, dass man gelegentlich baden oder duschen sollte? Es scheint mir so.

Die meisten Tipps sind, gelinde gesagt, etwas seltsam. Bevor ich meiner Partnerin das Gesicht streichele – was eine sehr zärtliche, intime Geste sei –, soll ich darauf achten, ob sie Make-up aufgetragen hat. Und wenn, dann soll ich sie bitten, es vorher zu entfernen. Großartig. Ich stehe also mit ihr im Hauseingang, nachdem wir einen schönen Abend miteinander verbracht haben. Wir sehen uns tief in die Augen, es ist dieser Moment, der über so vieles entscheiden wird, ich möchte so gern ihr schönes Gesicht in meine Hände nehmen, aber blöderweise hat sie Lippenstift und ein wenig Rouge verwendet. Was jetzt? Ganz klar. Finger weg. Stattdessen sage ich: »Ich würde so gern dein Gesicht streicheln, könntest du bitte kurz die vier Stockwerke hochlaufen und dich abschminken?«

Schminke wäre aber nur eines von den Problemen, mit denen ich in dieser Situation klarkommen müsste. Ein anderes ist ganz eindeutig: mein Bart. Aber auch hierfür hat Lou Paget eine brillante Lösung: Ich könnte meinen Bart mit einer Haarspülung weicher und schmusefreundlicher machen. Warum bin ich nur von selbst noch nie darauf gekommen, meinen Bart mit Haarspülung zu waschen? Danke, Lou. Vorausgesetzt ich hätte daran

gedacht, ich hätte meinen Bart schön weichgespült und die Frau zum Abschminken geschickt, und wir würden dann wirklich im Bett landen, wo es richtig losgeht. Dann müsste ich auf jeden Fall vorher meine Finger waschen, weil die weiblichen Genitalien »äußerst zart und anfällig für Keime« sind.
Tja, und jetzt der Tipp für Sex in freier Wildbahn, wo es weder Wasserhähne noch einen Bach in der Nähe gibt. Wir sollten, sofern kein Wasser zur Verfügung steht, die Finger einfach ablecken oder aber ein Öltuch für Babys zur Hand nehmen. Außerdem, und dafür wäre es in dem Moment eh zu spät, hätte ich vorher zur Maniküre gemusst.
Der tollste Geheimtipp aus Lous Archiv aber ist, dass eine Frau besonders empfänglich für einen Mann sei, mit dem sie in keinem sexuellen Verhältnis stehe. Das ist ja äußerst beruhigend. Warum nur machen sich Mann und Frau nach zehnjähriger Beziehung Gedanken über ihr Sexualleben? Ist doch eigentlich prima, je weniger Sex sie miteinander haben, desto größer wird ihre Lust, ganz schön raffiniert vom Mann. Münzt man den Tipp mal nicht auf die Partnerin, ist er nicht weniger ermutigend: Heißt es doch, dass all die Frauen, mit denen ich tagtäglich außerhalb des Betts Umgang habe, ganz heiß auf mich sind, eben weil ich nur außerhalb des Betts Umgang mit ihnen habe. Schöne Vorstellung! Wirklich!
Das Blöde nur ist, dass ich Lou nicht einmal böse sein darf, dass aus mir kein perfekter Liebhaber wird, obwohl

sie es mir im Klappentext verspricht (»Sie werden zum unwiderstehlichen Liebhaber, der Frauen den Atem raubt …«). Lebte ich in den USA, würde ich nun eine milliardenschwere Klage vorbereiten, aber Lou ist ja auch nicht von gestern. Sie endet ihr Buch mit folgendem Absatz: »Weder die Autorin noch der Verlag sind gegenüber Personen oder Gesellschaften für tatsächlichen oder angeblichen Verlust, Schaden, Verletzungen oder Leiden haftbar, die direkt oder indirekt durch die Informationen oder das Fehlen von Informationen in diesem Buch verursacht werden.«

Ich bin wohl nicht der Erste, aus dem kein perfekter Liebhaber geworden ist.

KAPITEL 19

SIE:

Ian Kerner sagt, wir sollen »einen flotten Dreier planen (aber nicht unbedingt in die Tat umsetzen)«. Eine Heidi erzählt in seinem Buch – das gar keinen perfekten Liebhaber verspricht, sondern nur mehr Lust für ihn –, sie setze sich manchmal mit ihrem Freund Jon in eine Strandbar. Dort sähen sie sich dann gemeinsam nach einer besonders erotischen Frau um und besprächen, was so granatig an ihr sei. Das sei eine »tolle Methode«, behauptet Kerner, »die Vorstellung eines flotten Dreiers auf sich wirken zu lassen: Wenn man einfach ein unterhaltsames, aufregendes Spiel daraus macht, anstatt in dem Szenario eine Bedrohung oder einen Konflikt zu sehen«. Damit lerne man, dass die beste Methode, mit unterschiedlichen Wünschen umzugehen, darin bestehe, sie einander anzunähern.

Da bin ich anderer Meinung, der von David Schnarch. Wir glauben eben nicht, dass es immer nur darum gehen kann, sich einander zur Deckung zu bringen. Ich weiß auch gar nicht, ob das so einfach klappt: unterschiedliche Wünsche einander anzunähern, indem man nur lang genug darüber palavert. Entweder gleicht man sich über die Jahre automatisch an wie das Herrchen ans Hündchen, was bei manchen Paaren gar so weit geht, dass sie sich bis auf die Geschlechtsteile kaum mehr voneinander unterscheiden (in solchen Fällen haben die Männer durch stetigen Biergenuss es sogar geschafft, selbst Brüste auszubilden). Oder man macht es wie wir und nähert sich der ganzen Sache experimentell, indem man zum Beispiel mal ausgiebig übers Pieseln spricht – aber deswegen finde ich das Pieseln jetzt noch lange nicht verlockender. Auch wenn ich an dieser Stelle erwähnt haben möchte, dass ich es nicht *eklig* finde. Ich ekle mich vor ganz wenigen Dingen, ich mag sogar Kuttelsuppe und Saure Lüngerl. Eigentlich ekeln mich nur echte Tabus wie widerwillige Allianzen, verwesende Lebewesen und alte Wurst, die schon riecht.

Das mit dem flotten Dreier ist allerdings eine Sache, der wir uns gemeinsam annähern wollen, ohne allzu tiefen Kotau vor verqueren Wünschen des Partners machen zu müssen (Blümchensex, Auspeitschen). Im Gegenteil. Ich freu mich drauf. Es erinnert mich an ein Spiel, das ich einen Sommer lang gespielt habe, als ich mal in einer italienischen Kleinstadt studiert habe. Eigentlich habe ich auf dem Corso der italienischen Kleinstadt studiert, und zwar vom Café aus. Da haben wir uns hingesetzt, meine Freundinnen und ich, und haben Noten vergeben. An all die Gockel und Hühner, die an uns vorbeigegockelt und -gegackert sind, und zwar von abens um sechs bis nachts um zwölf. »Facciamo un giro«, sagt man auf Italienisch, und es bedeutet nichts anderes als: Komm, wir drehen 24 Runden und lassen uns begutachten. Zwar haben wir das Spiel nicht unter dem Aspekt des flotten Dreiers betrieben, aber sexuell konnotiert war es schon: Entweder, wenn man mit Freundinnen Noten vergab, in einem quasi konkurrierenden Geschmacksabgleich. Oder, wenn ich mit Männern zusammen Jury spielte, um sich gegenseitig zu reizen. Nach dem Motto, was sich neckt, das reizt sich: Guck mal, der da hinten mit den Slippern und der Goldkette mit Haifischzahn, der kriegt – im Gegensatz zu dir – von mir eine glatte Eins, so ein scharfer Gigolo!

Wir sind jetzt aber nicht in einer italienischen Kleinstadt. Eine Strandbar ist fern. Und einen Corso gibt es hier auch nicht. Die mangelnde südlich-sommerliche Atmosphäre wird dazu beitragen, dass die Corso-Jury gar nicht so recht in Fahrt geraten kann.

Ben Hase schlägt ein Lokal vor, das extrem hip ist und in dem sich schon zur Mittagszeit Massen von Menschen die Klinke in die Hand drücken. Der reinste Laufsteg. Kurz überlege ich, weshalb wir nicht zu McDonald's fahren oder an den Hauptbahnhof – da ist auch eine Menge los. Doch offensichtlich geht unser Geschmack in die gleiche Richtung, McDonald's-Kundinnen und -Kunden kommen nicht so recht in die engere Erotikauswahl. Das beruhigt mich schon mal. Und das ist nötig. Denn der Test wird mich einmal wieder in meinen Grundfesten verunsichern.

Schon auf dem Weg ins Lokal sehe ich den Mann, dem ich nahezu eine Eins geben würde. Das haut mich um. Ich sehe sonst nie Einser-Männer. Die sind so schwer zu finden wie Perlen am Pflasterstrand. Ich kenne ihn.

Sogar in Badehose. Aus dem Yoga. Er hat einen wunderschönen Körper, stattlich und doch zart, fast knabenhaft. Er hat gute Klamotten an. Er ist eine coole Sau. Nur sein Gesicht gefällt mir nicht hundertprozentig. Zu eitel.

Als wir uns an einen kleinen Tisch gesetzt haben, der uns zugewiesen wurde (ganz hinten im Lokal, auf dem Weg zur Toilette), erzähle ich Ben Hase von dem Einser-Typen und bitte ihn, noch mal aufzustehen und sich den anzuschauen. »Aber keinen Kommentar!«, rufe ich ihm hinterher. »Das kannst du später aufschreiben!«

Ben Hase kommt wieder und verzieht keine Mine. Trotzdem weiß ich, was er denkt: Der? So ein eitler Fatzke?

Dann kommt eine Frau rein, und ich merke, wie Ben Hase sie mustert. Ich setze seine Brille auf und ahne, was er sieht: die Frau nackt. Ich glaube, sie könnte eine gute Figur haben, schlank und feste kleine Brüste. Angezogen wie jetzt sieht sie ziemlich konservativ aus, und ich glaube, ich könnte ihren Geruch nicht mögen. Überhaupt nicht mein Typ. Null interessant. Aber eine Figur hat sie. Ben Hase sagt: »Der gebe ich eine Zwei.« Wieso? »Sie hat schöne Beine.«

Das ist bei ihm ein typisches pars pro toto, das ist, als bestünde die ganze Frau nur aus Beinen. Die stehen für den ganzen Rest.

Ich gucke in die Runde, da sind nur uninteressante Gesichter. Keine Ausstrahlung. An einem Tisch sitzt ein Vater mit seinem kleinen Kind. »Der ist ganz attraktiv, der hat schöne Sachen an«, sage ich, um Ben Hase zu foppen. Denn der macht sich nichts aus Kleidung. Das finde ich schade und gar nicht attraktiv, wenn einer andauernd in Jogginghose rumläuft. Weil er das weiß, aber trotzdem nichts daran ändert, ziehe ich ihn jetzt auf. Dabei würde ich dem Typen mit Kind sonst nur etwa eine Drei geben, sein Gesicht gefällt mir nicht.

Ben Hase sagt nichts. Er ist nicht gesprächig. Er wirkt wie ein Fuchs, der Witterung aufgenommen hat. Ich kenne ihn. Seine Nüstern blähen sich ganz leicht, wenn er in der Gegend rumschaut.

Der Bedienung gebe ich eine Zwei bis Drei, sie trägt ein weißes Hemd unter einem Pullunder und Buntfaltenhose und könnte lesbisch sein. Sie hat einen kecken wachen Blick. Ich würde jetzt nicht unbedingt einen flotten Dreier mit ihr haben wollen. Aber wir sollen ja irgendwie ins Gespräch kommen, mein Partner und ich, also kommentiere ich jeden, der vorbeigeht. Die von mir am häufigsten verwendeten Attribute sind: (un)interessant, (un)attraktiv, gutes Gesicht, langweiliges Gesicht, coole Klamotten, langweilige Klamotten. Wenn sie an mir vorbeidefilieren, stelle ich mir die Kandidaten nicht nackig vor, auf gar keinen Fall! Es würde mich auch überhaupt nicht anregen. Ich achte, bilde ich mir ein, vor allem auf die Körperhaltung, die Bewegungen, die Ausstrahlung und ob eine/r was aus sich macht.

Als eine überschicke Gucci-Tante leicht ordinär an mir vorbeigeht, weiß ich sofort, dass Ben Hase ihr eine gute Note geben wird. Würde ich die für eine flotten Dreier in Betracht ziehen? Nein. So weit reicht meine Phantasie nicht. Ich sehe Ben Hase an und denke: Der würde mir hier auffallen. Der würde mir gefallen. Der bekäme vielleicht eine Eins. Hübsches Gesicht, männliche Statur, uneitler Look, intelligente Ausstrahlung, also Witz und Selbstironie, das sieht man an den Lachfältchen.

»Was macht Menschen für dich attraktiv?«, frage ich, als hätte ich Ben Hase eben erst kennengelernt und wüsste nicht, dass er immer auf die Beine schaut.

»Figur, Ausstrahlung, hübsches Gesicht oder Gesicht mit Geheimnis.«

»Habe ich ein Gesicht mit Geheimnis?«, frage ich. Ich weiß, dass er meine Beine gut findet. Ich weiß aber auch, dass ich an die gazellenartige Gucci-Tante nicht ranreiche.

Er muffelt (er ist wieder mit der Witterung beschäftigt): »Ich glaube schon, aber ich weiß nicht, ob ich das so sähe, wenn ich dich nicht kennen würde.«

Ben Hase ist in dieser Hinsicht verdammt ehrlich. Er hat noch nie behauptet, ich wäre die schönste Frau der Welt. Das schätze ich. Manchmal tut es auch weh. Dann denke ich, eine kleine charmante Vorspiegelung falscher Tatsachen täte einer liebevollen Beziehung doch ganz gut. So wie ein Strauß Blumen, von dem man weiß, dass er erhofft wird, und den man nur nicht schenkt, weil man nicht unoriginell sein will. Ben Hase hat mir schon immer zu verstehen gegeben, dass es schönere Frauen gibt als mich. Hart und fair – und ungerecht, denn ich finde ihn schön. Auch wenn es Schönere gibt als ihn. Das würde ich aber nie sagen. Es ist mir auch ganz egal.

Wir verlassen das Lokal, und ich bin geknickt. Der Test ist in die Hose gegangen. Es hat keine anregende

Phantasie eines flotten Dreiers stattgefunden. Sondern ein eher kumpelhaftes Gespräch über Menschen, die attraktiv sein könnten. Vielleicht sogar attraktiver als ich, denke ich. Und sage im Auto keinen Ton mehr.

ER:

Früher habe ich manchmal davon geträumt, in einer Jury zu sitzen. Nicht in einer, die Kurzgeschichten prämiert oder Kunstinstallationen, sondern in einer, die Frauen prämiert, und das nicht nach ihrer Intelligenz, sondern nach ihrem Aussehen und Sexiness-Faktor. Ich sah mich Noten verteilen, kleine Schildchen mit Zahlen hochhalten, ich sah lauter schöne Frauen, die mich anlächelten und versuchten, mir schöne Augen zu machen, und die natürlich alle nur das eine von mir wollten: eine Eins. Vor diesem Hintergrund könnte man sagen: Für mich ging ein Traum in Erfüllung, als Ann mir von dieser Übung (oder sollte ich sie lieber Kür nennen?) erzählte, bei der wir zusammen Frauen und Männer benoten – sie die Männer, ich die Frauen – und uns dann für eine/n entscheiden sollten, mit der oder dem wir einen Dreier haben würden – in Gedanken natürlich, um hier gleich mal die Spannung herauszunehmen.

Wir gehen also mittags in ein bekanntes Szenelokal – man muss schließlich die Zeit sinnvoll nutzen, in der die Kinder aus dem Haus sind – und haben uns umgeschaut. Ich habe darin Übung, weil ich mich – wie jeder

Mann – immer umschaue. Darauf hat es die Natur ja auch angelegt, als sie zwei Geschlechter geschaffen hat und lange Beine, große Brüste, Miniröcke und Pushups.

Ich sehe leider gleich, dass nicht allzu viele Frauen da sind, denen ich guten Gewissens eine Eins hätte hochhalten können. Dafür bin ich umso mehr überrascht, als Ann, kaum dass wir uns an den Tisch gesetzt haben, ganz aufgeregt sagt: »Hast du den da draußen gesehen, den mit der großen Brille?!« Hatte ich natürlich nicht, weil mich Kerle nicht so sehr interessieren. »Den kenne ich vom Yoga«, sagt sie, »der hat einen tollen Körper, der ist total sexy. Der bekommt eine Eins von mir.« Ich also gleich raus, um mir den Kerl anzusehen. Ein Mann mit einer künstlich gebräunten Hauttönung, dauergewelltem Haar, ein Mann, der, was sein Äußeres angeht, nichts dem Zufall überlässt und der morgens vor dem Spiegel steht und denkt: »Schade, dass ich mich nicht selbst vögeln kann.« So einer war das. Vorsichtig ausgedrückt. Aber ich begreife sofort, worum es in diesem Spiel geht. Es geht darum, den eigenen Partner nicht mehr wiederzuerkennen.

Einem anderen gibt Ann eine Zwei, weil er Jeans ohne Löcher trägt und auf seine Kleidung achtet. Das fände sie sexy, sagt sie. Und natürlich habe ich den Wink mit dem Hinkelstein verstanden. Ich sollte auch mal ein bisschen mehr auf meine Kleidung achten, ich bin im Besitz von zwei Hosen und einem Paar Schuhe, immerhin habe ich nach zehn Jahren eine neue Brille. Ich dachte stets, sexy ist, was in der Kleidung steckt, aber dafür muss man ja erst mal so weit kommen, die Kleidung auszuziehen, und dafür wiederum sind Szenelokale eher nicht geeignet. Sobald ich wieder Geld habe, werde ich mit Ann shoppen gehen. Das nehme ich mir fest vor.

Wie schon erwähnt, sind dort an diesem Mittag keine Frauen, denen ich gute Noten hätte geben können. Was nicht heißt, dass ich nicht – unter anderen Umständen natürlich – mit ihnen ins Bett gegangen wäre. Ob ein Mensch sexy ist, hängt nicht allein von seinem Aussehen ab. Das ist nämlich die Frage: Wann ist ein Mensch sexy? Und als Juror muss ich sie natürlich beantworten können. Also, es gibt verschiedene Arten von sexueller Attraktivität. 1. Die körperliche Attraktivität. Ist klar, jemand hat einen tollen Körper, sieht einfach toll aus. Und weckt großes Verlangen danach, diesem Körper näher zu kommen. 2. Ausstrahlung. Schwer, das in Worte zu fassen. Man spürt sie oder eben nicht. Aber woher sie rührt? Vielleicht aus dem Gefühl, sich selbst nahe zu sein, seine Stärken und Schwächen zu kennen und einen Weg gefunden zu haben, mit ihnen umzugehen. 3. »Die kackt dir auch auf den Bauch«-Haltung. So hat ein Freund von mir Frauen bezeichnet, denen man glaubt anzusehen, dass sie im Bett zu allem fähig sind und dadurch reizvoll sind, weil man hofft, mit ihnen Tabus auszuleben und so sein eigenes Leben mit Erfahrungen zu bereichern.

Leider finde ich an diesem Mittag keine Frau, die ein gutes Beispiel für Typ 1, 2 oder 3 gewesen wäre. Einer Blonden am Nebentisch gebe ich eine 3, weil sie ganz schöne Beine hat, die mir auffallen, als sie an unserem Tisch vorbeigeht. Sie hat auch einen leicht arroganten Gesichtsausdruck, was ich im Allgemeinen sehr reizvoll finde. Da fällt mir auf, dass es auch noch eine vierte Art von Attraktivität gibt. Nämlich: Unnahbarkeit. Weil es zum menschlichen Charakter gehört, das haben zu wollen, was man nicht hat, und das als etwas Besonderes zu sehen, was man möglicherweise nie wird haben können.

Kurz nachdem wir gezahlt haben und gerade das Lokal verlassen wollen, steht plötzlich ein Paar längere Zeit neben unserem Tisch, denn wir sitzen neben der Garderobe. Er Geschäftsmann, sie Gucci-Tante, wie Ann sie gleich bezeichnet. Kurzes Stretchkleid, gute Figur, streng nach hinten gebundene Haare und viel Lippenstift und sonstige Kosmetika im Gesicht. Um es auf den Punkt zu bringen: keine Frau, mit der ich zusammenleben möchte. Aber eine, die auf ihre vulgäre Art meine niederen Instinkte anspricht, und zwar, ohne den Umweg über mein Hirn zu nehmen. Es gibt das bei Männern, und es ist nicht schön, weil es den Mann zum bloßen Objekt seiner sexuellen Triebe degradiert. Man fühlt sich ferngesteuert, nicht mehr als selbständig denkender, emanzipierter Mann mit Hirn und Bildung. Und dann muss man sich viel Spott und Unverständnis anhören. Was? Die findest du sexy?! Die ist doch total billig! Dass ihr Männer immer auf solche Frauen hereinfallt. Ihr seid ja so durchschaubar und einfach gestrickt.

Das kann ich dann gleich an Mutter Natur weiterleiten. Siehst du, liebe Mutter Natur, was du uns angetan hast? Wir werden gedemütigt, nur weil du uns so erschaffen hast, dass wir Gucci-Tanten anspringen statt bebrillte, kluge, gebildete Bibliothekarinnen. Ich traue mich gar nicht, der Gucci-Tante eine Note zu geben. Aber Ann sagt: »Die findest du doch bestimmt sexy. Ich kenne dich doch.« Und dann gebe ich ihr schweren Herzens eine Zwei plus. Auf einen Mann oder eine Frau für einen Dreier können wir uns nicht einigen. Aber eines wird dann doch klar durch diese kleine spaßige Übung: Ann kennt mich besser als ich sie. Und den Yogi mit der Brille und dem tollen Körper habe ich beim Hinausgehen verprügelt. In der Phantasie.

Natürlich habe ich während dieses Spiels über die Frau nachgedacht, die mir gegenüber am Tisch saß: über die Frau, mit der ich seit nunmehr zehn Jahren zusammen bin. Ich kann nicht so tun, als sähe ich sie zum ersten Mal. Ich kann es versuchen, und ich habe es versucht. Und ich war mir sicher, dass sie mir aufgefallen wäre. Und nicht nur ihrer schönen Beine wegen. Sie ist ein ganz eigener Mensch, so stilvoll, so schön auf ihre ganz besondere Art und erotisch, weil man ihr ansieht, dass sie weiß, was sie will. Und das finde ich sehr, sehr reizvoll. Im Geiste halte ich mein Schildchen hoch: »Eins«.

KAPITEL 20

ER:

In kaum einem Sex-Ratgeber fehlt das Rollenspiel. Arne Hoffmann listet in seinem Buch *Sex für Fortgeschrittene* 21 Szenarien für ein erotisches Rollenspiel auf. Boss und Sekretärin. Lehrerin und Schüler. Rockstar und Groupie. Herrchen und Frauchen (Pony, Hund, Schwein). Shogun und Geisha. Polizist und Verbrecherin. Ich führe das auf die heimliche Sehnsucht vieler Menschen zurück, einmal im Leben Schauspieler zu sein. So wie es auch viele gibt, die davon träumen, einmal im Leben ein Buch zu schreiben. Ich selbst kann mir nichts Schlimmeres vorstellen, als auf den Brettern einer Theaterbühne zu stehen und eine Rolle zu spielen. Aber das muss ich ja auch nicht. Es ist ein Spiel zwischen Ann und mir, und es bleibt unter uns. Die drei Millionen Leser dieses Buches mal ausgenommen.

Anne Hooper rät in *Play Sex!*, die vielen Möglichkeiten zu nutzen, mit unserer Kleidung Signale auszusenden, von der keuschen Jungfrau bis hin zum Vamp. Unser Outfit wirke sich nicht nur auf unser äußeres Erscheinungsbild aus, sondern auch auf unser Verhalten. In vorführerischer Kleidung falle es einem leichter, die verführerische Sirene zu spielen. Die Verkleidung hilft uns also, neue Verhaltensmuster zu entwickeln. Und das kann wirklich ganz sexy sein. Mal aus der alltäglichen Rolle und dem alltäglichen Skript auszubrechen. Über die Kunst, sich in Szene zu setzen, schreibt Anne Hooper, dass wir durch sexy Kleidung die Blicke auf die attraktivsten Stellen unseres Körpers lenken sollen. Man soll entscheiden, welches sein attraktivster Körperteil ist und diesen dann betonen. Das muss Ann für mich entscheiden. Ich möchte, dass sie ihren kurzen Jeansrock trägt, Schuhe mit Absätzen und oben herum etwas Enges, sie soll ein bisschen billig aussehen. Wie die Gucci-Tante. Und sie sagt: »Dann bin ich die Kosmetikerin aus dem KaDeWe.« Ja, und wer soll ich sein?

SIE:

Da überlege ich so hin und her, mit dem mir gebotenen Ernst. Es muss ja irgendwie glaubhaft sein, ich möchte nicht lachen müssen und rausgeworfen werden aus dem Spiel. Schließlich habe ich ein so schönes Kompliment bekommen, da will ich mal keine Spielverderberin sein.

Ich bin also eine von den getunten Tanten aus der Kosmetikabteilung eines großen Kaufhauses. Das ist an sich schon eine verdammt schwierige Rolle für mich. Als Kabarettistin. Denn bei den getunten Kosmetiktanten geht es mir schon realiter so, dass ich kaum an mich halten kann. Ich will nichts Böses über diese Frauen sagen. Sie machen einen Job, der ihnen sehr wichtig ist, und auch wenn das Verhältnis von Kosmetiktanten zu Käuferinnen in der Regel 10 zu 1 ist und ich mich immer frage, ob die sich nicht entsetzlich langweilen und wie viel Zeit sie jeden Morgen dafür aufwenden müssen, um sich zu schminken und schick zu machen, haben auch sie ganz klar ihre Daseinsberechtigung. Und so eine Kosmetiktante werde ich jetzt spielen. Ich finde, es ist die Pflicht eines jeden Schauspielers, sich gründlich auf seine Rolle vorzubereiten. Die meisten tun das heutzutage nicht mehr, sie imitieren einfach eine Type, und damit basta.

Von meiner Freundin, einer seriösen Schauspielerin, weiß ich, dass man, um einer Figur Tiefe zu geben, sich ihren Alltag imaginieren muss, ihre Vorlieben, das momentan gestörte Verhältnis zu ihrer Schwiegermutter oder den frühmorgendlichen Anruf vom Jugendamt – der Sohn hat da nämlich einen Bruch gelandet, und jetzt steht die arme Kosmetikerin da zwischen Luxusflakons und wabernden Parfumschwaden, klimpert mit den Augen, spreizt routiniert die malvenfarbenen Nägel, spult ihr Geschichtchen von den liposomalen Radikalen runter – und denkt dabei an nichts anderes als den Jugendhelfer von ihrem pubertierenden Bengel und fragt sich, was die alte (ungeschminkte, runzelige) Tante mit den weit aufgerissenen Augen da vor ihr bloß will, die hat ja keine Ahnung, was sucht die hier überhaupt?

Das ist meine Figur, das kriege ich schon hin. Aber

wer ist ihr Gegenpart? Welche Rolle soll Ben Hase spielen? Jetzt wird es ziemlich kompliziert. Auf jeden Fall einen Mann, der etwas kaufen will – für seine Frau. Und dann will er ganz plötzlich und rasant schnell noch die scharfe Tussi mitnehmen, die so knackig mit ihrem Hintern wackelt und deren Titten so verlockend auf ihn wirken. Er hat nicht die leiseste Ahnung, dass sie in Gedanken eigentlich bei ihrem pickligen Sohn ist und, sobald sie die Arbeitsstelle verlässt, alles hinter sich lässt, was sie im Grunde so satt hat: das Wackeln und das Wabern. Oder? Nein. Diese Interpretation der Figur geht jetzt zu weit, zu aufgesetzt. Sie wackelt gern, sie ist ein Vollweib. Doch ich fürchte, die Geschmäcker der kosmetischen Gucci-Tante und der ungeschminkten Natur-Tante werden, sagen wir mal ganz vorsichtig, ein wenig auseinanderdriften. Vermutlich – stelle ich mir vor – steht die Kosmetikverkäuferin auf einen bis aufs Äußerste gepflegten Herrn in feinem Anzug, mit rosafarbenem Hemd, fliederfarbener Krawatte und nach hinten gegeltem vollem Haar. Er trägt Manschettenknöpfe, die über zitronig parfümierte Unterarme gleiten, auf denen sie ein paar Härchen erahnen kann.

Vielleicht hat er auch einen Dreitagebart. Möglicherweise trägt er gar keine Krawatte. Unter Umständen sieht man ihm an, dass er nicht im Anzug geboren wurde.

Doch all die Überlegungen machen ihn noch immer nicht attraktiver. Für die Darstellerin. Und bei dem Spiel soll sie ja auch Lust kriegen, nicht nur die Kosmetikfachverkäuferin, die ich gebe.

Also gut, denke ich, vielleicht kommt so eine coole

Sau von Superstar vorbeigeschlendert, der frühe Robbie Williams oder der späte Brad Pitt – wäre ja nicht unmöglich in dieser Metropole –, und das sind natürlich keine Anzugträger, sondern einfach heiße Kerle in coolen Klamotten. Sorry, dass ich so oberflächlich bin, aber ich finde, auch die Kostüme spielen eine wichtige Rolle. Die Art, wie sich einer darin bewegt. Das Selbstverständnis.

Doch dann denke ich, der frühe Robbie Williams und der heutige Brad Pitt – da muss sich Ben Hase doch kaum verstellen! Das ist ja dann gar kein Rollenspiel mehr!

Bevor ich mich in die Garderobe begebe, gehe ich zu Ben Hase und sage: »Und du bist so ein südländischer Bauarbeiter, du trägst ein griechisches Feinrippunterhemd, schlurfige Hosen, riechst ein bisschen nach frischem Schweiß und einem Hauch von Pils und tust so, als würdest du irgendeiner Frau ein Parfum kaufen wollen, aber eigentlich hast du es nur auf mich abgesehen: die sexy Tante, die du unbedingt auf den Glastresen nageln willst, dass sie nur so japst und jauchzt und die Flakons in tausend Stücke springen!«

Ben Hases Augen weiten sich.

Volltreffer.

Ich wackle davon und bestücke mich mit all den Accessoires und Requisiten, auf die Ben Bauarbeiter Hase so steht. Minirock. Netz-Stockings. High Heels. Top, aus dem das Bustier quillt. Wäre die Figur wirklich perfekt gestylt, müsste ich dick Lidschatten auftragen. Und Rouge. Und Make-up. Der griechische Bauarbeiter mag das vielleicht, aber Bon Hase nicht. Ich schminke mich leicht, und damit ich mich gewappnet fühle für meinen kussechten Auftritt, trage ich knallroten Lippenstift auf, von Yves Saint Laurent. Obwohl Ben Hase immer behauptet, das möge er auch nicht. Aber ich komme sonst nicht in die Rolle rein. Dann klemme ich mir ein halbes Dutzend Parfums und Cremchen unter den Arm und stöckle ins Kinderzimmer.

Da steht er. Er trägt mein weißes Tanktop, das Oberteil zu meinem Nachthemd. Es ist knackeng. Aber das einzige Kleidungsstück, das entfernt an ein stilechtes griechisches Feinrippunterhemd erinnert. Und, ja, ich gebe es zu, so ein griechisches Feinrippunterhemd, das leger über einem schönen knackigen Oberkörper hängt … mit Ironie getragen … find ich gut! Die Hose hat Ben Hase seit acht Jahren nicht mehr getragen – zu Unrecht, wie ich nun finde.

Er mimt einen rauen Macho-Slang. Ich nehme ihm den nicht wirklich ab, lasse mich aber nicht aus dem Konzept bringen. Ich wackle und klimpere. Mir fällt auf, dass ich in hohen Tönen spreche, er in tiefen. Ein bisschen platt, die Inszenierung, würde meine Schauspielfreundin bestimmt mäkeln, aber das tut jetzt nichts zur Sache. Denn es ist auch für Banausen nicht zu übersehen, dass Ben Hase augenblicklich unfassbar scharf wird.

Ich will ihn noch ein wenig auf die Folter spannen. Dazu sprühe ich verschiedene Duftproben auf Papierchen, wedle damit vor seiner Nase herum und zwitschere etwas von herben und blumigen Duftnoten.

Ich hatte mir überlegt, dass ich den Kerl dann in die

Besenkammer oder die Kaffeeküche ziehen müsste, denn da stehen ja immer 9 Verkäuferinnen und eine Kundin um einen rum. Das geht nicht so hopphopp auf der Theke.

Also sage ich, als der griechische Bauarbeiter vor mir auf die Knie geht: »Lassen Sie uns doch in den Probenraum gehen, Jorgos!« Probenraum?, denke ich und kämpfe mit dem Glucksen im Magen, denn es wird so offenbar, dass Improvisation gelernt sein will – das sagt meine Schauspielerfreundin auch immer –, sonst schießt das Unbewusste frei assoziierend durch die Gegend, und zwar nicht nur Radikale, sondern eben auch die Assoziationskette: Parfum – Pröbchen – Raum – Probenraum. Und Liposome und Hydratisierung sind mir jetzt sowieso zu hoch. Aber Jorgos kriegt nichts mit, ich glaube, der hört mich schon gar nicht mehr, so scharf ist der.

Und dann kann auch ich nur noch stammeln und stell mir vor, wie wir es dann eben doch hinter der Theke treiben, ich, also die Kosmetikfachverkäuferin, stehe da, der geile Kerl kniet vor mir, ich spreize die High Heels, natürlich trage ich keinen Slip, und dann platzt das Top auf und meine Brüste kullern raus wie die der sexy Stripperin in dem norwegischen Jazzer-Porno, und, wow …der Vorhang fällt.

ER:

Es ist jetzt einen Tag her, dass ich in unserem Kinderzimmer der Kosmetikverkäuferin begegnet bin, deren Namen ich nicht mal kenne, die aber so unglaublich scharf aussah. Vielleicht hieß sie Ann. Ich muss gestehen, dass diese Begegnung ihre Nachwirkungen hat. Ich versuche die ganze Zeit zu ergründen, woran das liegt, was anders war als sonst, war es allein die Verkleidung? Ich weiß schon, was Ann denken wird, wenn sie das hier liest. Warum nur fährt er auf so plumpes Sexualverhalten ab? Und wenn er das tut, warum ist er dann mit mir zusammen?

Aber so einfach ist es dann doch nicht. Weil Ann, auch wenn sie sich redlich Mühe gab, nicht überzeugend war in ihrer Rolle als Gucci-Tante. Es hat schon seinen Grund, weshalb sie keine Schauspielerin geworden ist. Um ehrlich zu sein, es mag jetzt in ihren Ohren hart klingen, aber ich habe ihr die Rolle nicht abgenommen. Genauso wenig, wie ich mir meine abgenommen habe. Auch ich kann nicht schauspielern. Es war, um das Handwerk der beteiligten Hauptfiguren zu beschreiben, ganz schlechtes Laienspiel, beiden fehlte jegliches Talent, und auch die Story war sehr dünn, vom Bühnenbild ganz zu schweigen. Ein Kinderhochbett, Kinderschreibtisch, Wilde-Kerle-Poster und eine Kinder-Werkbank. Die Handlung ist auch ebenso schnell geschildert. Jorgos, ein griechischer Bauarbeiter, möchte für seine Freundin ein Parfum kaufen und macht sich am Ende über die Kosmetikverkäuferin her. Mit solch einem Talent für reduzierte Plots haben wir durchaus eine Zukunft als Drehbuchautorenpaar in der Porno-Branche. Als Darsteller vielleicht auch. Die Porno-Branche lebt schließlich von talentfreien Schauspielern. Rein äußerlich fand ich mich gar nicht so schlecht als Bauarbeiter, in meinen weiten Hosen und dem engen weißen Unterhemd. Und Ann sah einfach umwerfend aus in ihrem kurzen Rock und den hohen Schuhen.

...

Verkäuferin: »Sie wollen also ein Parfum kaufen?«

Bauarbeiter: »Ja.«

Verkäuferin: »Um was für einen Typ von Frau handelt es sich denn bei Ihrer Freundin?«

Bauarbeiter: »Na ja, so groß wie Sie, geile Beine und große Dinger.«

Verkäuferin: »Oh, große Dinger?«

Verkäuferin klimpert mit den Wimpern.

Bauarbeiter: »Aber Sie sind auch ein ganz schön scharfes Gerät.«

Verkäuferin dreht sich und stöckelt ein paar Schritte vor den Augen des Bauarbeiters.

Verkäuferin: »Finden Sie?«

Bauarbeiter: »Du bist zwar eine Tussi, aber eine Tussi mit geilen Beinen.«

Nebenbei hat sie ihm ein paar Duftproben auf einen Papierstreifen gesprüht, die er aber nicht mehr wahrnimmt, weil er nur noch Augen für die Verkäuferin hat. Sie sprüht sich ein Parfum auf den Hals.

Verkäuferin: »Wollen Sie mal riechen?«

Der Bauarbeiter packt sie am Hintern, zieht sie zu

sich. Schnitt. Sie liegen auf dem Boden, und er besorgt es ihr.

Wie gesagt: Es war wirklich aufregend. Wahrscheinlich lag es daran, dass ich in dieser Kostümierung einen neuen Blick auf Ann bekommen habe und mir bewusst geworden ist, wie sexy sie sein kann und dass sie wirklich die aufregendsten Beine hat, die ich kenne. Das ist das eine. Das andere ist: Ich konnte einfach mal alle Konventionen des guten Anstands beiseitelassen und – fast hätte ich geschrieben, ganz bei mir sein – mein Hirn ausschalten und mich aufs Wesentliche konzentrieren. Wahrscheinlich ist das genau der Grund, warum so viele – vor allem emanzipierte – Frauen in ihrer tiefsten Seele von Jorgos, dem Bauarbeiter, träumen.

SIE:

Die Kritik des Stückes *Der Bauarbeiter Jorgos will ein Parfum kaufen und legt dabei die Kosmetikverkäuferin flach* scheint mir ein wenig zu kurz zu greifen. D'accord: Das hohe, jedoch im Unbewussten schlummernde Identifikationspotential mit den Protagonisten Jorgos und Tamara (so der Name der weiblichen Hauptfigur) mag die kathartische Erregung potenziert haben. Jedoch scheint mir die wiederkehrende Argumentation des Mannes, der auf dem Niveau des Cromagnon hängengeblieben ist, hier nicht ausschließlich zu greifen. Vielmehr mag das Schlüpfen in fremde Rollen zur vermehrten Erregung beigetragen haben. Wir wollen uns erinnern, dass zu Anfang dieses Experiments von beiden Partnern der Wunsch nach Verfremdung geäußert wurde: Ben Hase wollte Ann Wolff wie einer Fremden begegnen. Ann Wolff befand Sex mit Fremden als erregender als mit alten Bekannten.

Insofern war diese Inszenierung eine antibrechtianische, sie folgte der Illusion des Fremdseins, anstatt mit Verfremdungseffekten die Illusion von Ort, Zeit und Raum zu zerstören.

So war das.

Und das war saugut so.

Mehr Illusionsstücke! Mehr Rollenspiele!

KAPITEL 21

SIE:

Das Sexperiment neigt sich bald seinem Ende zu, wie eine geübte Tänzerin ihrem Kunden, und deshalb haben wir uns einen Tusch überlegt. Einen Trommelwirbel, einen Schlag aufs Becken – einen Höhepunkt, den wir uns dramaturgisch schön zurechtgedacht hatten: Ben Hase und Ann Wolff wagen sich in die Öffentlichkeit und wohnen einer Striptease-Vorführung bei, ta-ta-ta-tamm! Der Strip, die harmloseste Variante von öffentlich und live inszenierter Sexualität, die ich mir vorstellen kann. Ich muss da einfach nur rumsitzen und zuschauen, und ich kann vielleicht sogar so tun, als wäre ich gar nicht hier.

Wir vereinbaren einen Termin, Ben Hase wird beauftragt, eine ansprechende Location zu finden. Am Vormittag des Stichtags schickt er mir den Link zur Website eines Table-Dance-Palace, da kann ich mich schon mal umsehen. Jeden Abend machen die ein anderes Programm, wir erwischen den mit »Abendgarderobe«. Gott sei Dank, denke ich, denn zur »Neon-Night« sehe ich lauter aufgedrehte Technotypen auf Speed vor mir rumhüpfen, das macht mich nervös. Ich schaue mir Bilder von Vicki und von Annett an, lauter Profi-Posen, die ich mittlerweile kenne: immer schön Bug und Heck rausstrecken, meist unverhältnismäßig großes Heck im Vergleich zum restlichen Chassis. Ich gucke auch mal bei Jobangeboten rein, die suchen Leute mit »Humor«, »liebem Charakter« und bieten ein »tolles Einkommen«. Das trifft ja exakt meine Anforderungen ans Leben. Der Laden ist mir sympathisch, »Humor« wollen die, das ist ja ganz außergewöhnlich. Aber dann lese ich doch noch mal das »Vorwort«, und da steht:

»Dollar stecken darf man zwar, aber wehe man berührt die Dame auch noch dabei, welch eine Frechheit. Champagner kaufen, Dollar kaufen, Privat (sic!) Dance buchen, Geld ausgeben, aber anfassen ist nicht. So ein Scheiß, was ist nur aus den guten alten Nachtclubs geworden, wo man richtig feiern durfte und wusste, was man für sein Geld bekommt. Hier dürfen die Damen auch mal berührt werden. Anfassen erwünscht.«

Ich bin nicht so ein Schnösel wie Ben Hase, dem es schon vergeht, wenn mal eine »Singel« schreibt. Nein, ich kann über die Kommafehler hinwegsehen und auch über Scheiß-Wörter, ich drücke ganz fest die Augen zu. Ich schlucke auch so gut es geht hinunter, dass die da schreiben: »Hat man richtig Pech, so spricht die Lady noch nicht mal Deutsch, sondern ist gerade aus irgendeinem osteuropäischen Land eingeflogen worden. So etwas gibt es bei uns nicht.« Verstehen Sie mich nicht falsch: Nichts schlimmer als Frauenhandel aus »irgendeinem osteuropäischen Land« oder sonst woher – aber das klingt in meinen Ohren ein bisschen wie »Ausländer raus« und »Geht doch zurück, wo ihr herkommt, in irgendein osteuropäisches Land«. Immerhin ist die Großmutter meiner Kinder auch mal aus einem osteuropäischen Land gekommen. Aber ich will jetzt nicht so korinthenkackerisch daherkommen und mich auch nicht weiter echauffieren.

Was ich aber wirklich extrem finde, ist: »Anfassen erwünscht!« So hatten wir nicht gewettet, der Ben Hase und ich. Von mir aus kann er das ruhig machen, aber ich wollte inkognito da hingehen, ohne Ringelpiez mit Anfassen.

Ich lese weiter. Im Forum haben sich Gäste beschwert. Darauf die Macher: »Wir möchten keine Gäste in unserer Location sehen, die meinen das (sic!) Sie (sic!) mit Ihren (sic!) im Eintritt erworbenen Dollars, (sic!) gleich die Damen mit gekauft haben. Wir bitten darum, das (sic!) alle Gäste unsere (sic!) Club umfahren (sic!) die sich 2 Stunden an eine Selters klammern, den Mädels nichts ausgeben wollen, alles verlangen von diesen und sich dann wundern wenn der Service der Damen schlecht ist. Wir sind ein Nachtclub und keine wärmende Diskothek (sic!) wo man Girls mit einer Cola aufreißen kann.« Abgesehen davon, dass da so ein osteuropäischer Akzent mitschwingt – »alles verlangen von diesen« –, bedeutet das im Klartext: Das kostet richtig Asche! Da muss Champagner fließen! Und Ben Hase trinkt nicht mal Alkohol! Und ich soll dann die deutschen Mädels anfassen!

Das ist mir zu hoch. Ich wollte einen distanzierten, sanften, niederschwelligen Einstieg in die Profiliga der sexuell Aktiven. Ich will aber auch keine Spielverderberin sein. Ich will mutig sein und sage nichts.

Gegen Mittag sagt Ben Hase: »Wir haben ja jetzt gar keinen Babysitter für heute Abend.«

Ich sage: »Und in den Club können wir kein Babyfon mitnehmen.«

Darauf prompt Ben Hase: »Dann lass es uns doch anders machen …«

Ich: »Super Idee!«

DER HÖHEPUNKT

Er:

Am Ende schließt sich der Kreis. Und ich komme doch noch dazu, den Soundtrack zu *9½ Wochen* zu suchen. Ich musste Ende dreißig werden, bis endlich eine Frau beschließt, für mich zu strippen. Keine Stripperin, die ich mir bestelle und die dann aus einer Torte klettert und eine Polizeiuniform trägt. Nein, meine eigene Frau hat einen ganzen Abend damit verbracht, 60 Seiten über das Strippen zu studieren, um mir eine Freude zu machen und damit auch dieses Buch zu beenden.

Ich bin sehr gespannt, was mich erwartet. Es ist nicht leicht, sich die eigene Frau beim Strippen vorzustellen. Weil immer die Angst mitschwingt, dass sie eine etwas unbeholfene Figur machen könnte. So wie ich an ihrer Stelle. Um ehrlich zu sein: Ich hätte es nicht gemacht. Ich kann nicht mal bekleidet tanzen.

Auf dem dramaturgischen Höhepunkt des Sexperiments habe ich nicht bestanden, weil ich spürte, dass sie sich beim Gedanken daran unwohl fühlte. Im Gegensatz zu mir war sie noch nie in einer Strip-Bar. Ich war einmal dort, mit zwei Freunden, und das ist auch schon wieder zehn Jahre her.

Damals war ich Ende zwanzig und fand es aufregend, weil ich nicht wusste, was mich erwarten würde. Ich erinnere mich, wie wir auf Sofas vor der kleinen Bühne saßen, wie die Tänzerinnen kamen und uns Brüste und Hintern hinstreckten und wir zu schüchtern waren, ihnen ein paar Geldscheine unters Höschen zu klemmen. Ich erinnere mich auch, wie ich für 50 Euro mit einer von diesen Damen hinter einem Vorhang in eine Kabine verschwand und sie dort nur für mich tanzte, auf Hautfühlung sozusagen. Und auch hier war ich zu schüchtern, sie anzufassen. Wahrscheinlich reden sie heute noch von mir, dem jungen Mann, der auf die Frage »Was möchtest du denn gern?« antwortete: »Ähm, also, ich bin mir nicht ganz sicher, vielleicht, ähm, vielleicht dürfte ich, also, dürfte ich mal deinen, ähm, deinen Arm berühren?« Ich weiß auch noch, wie sie die Augen verdrehte und mir ihren rechten Arm hinhielt. Alles in allem also könnte man sagen, dass ich – im Gegensatz zu Ann – ein Experte in Sachen Strip bin. Und als Experte wusste ich, dass ich sie nicht überreden sollte, wenn sie keine Lust auf eine solche Bar hatte. Die Grundregel für alle Spiele nämlich lautet: Beide sollten es wollen. So kam es, dass sie für mich strippte.

Morgens, 10 Uhr. Die Kinder sind aus dem Haus. Ann im Badezimmer, um sich vorzubereiten. Nach einer Weile ruft sie mich und sagt, ich solle mich im Schlafzimmer aufs Bett setzen. Das Zimmer ist abgedunkelt, Musik läuft, und eine Kerze brennt. Und dann geht auch schon die Tür auf, und eine Frau mit Cowboy-Hut und High Heels betritt den Raum und beginnt langsam ihre

Hüften zu kreisen. Ich denke an Mickey Rourke und esse Erdnüsse im Geiste, während diese Frau vor meinen Augen tanzt und langsam ein Kleidungsstück nach dem anderen abwirft. Manchmal kommt sie näher, so nah, dass ich sie berühren kann, und dann entfernt sie sich wieder, bevor ich zu viel anfassen kann. So geht das einige Male, während ich auf dem Bett sitze und kaum glauben kann, dass diese Frau die Frau ist, mit der ich nun zehn Jahre zusammen bin. Die Frau, die vor mir tanzt, erinnert mich sehr an die Frau, die ich vor zehn Jahren kennengelernt habe, die so wild über mich hergefallen ist, für die Sex das Selbstverständlichste der Welt zu sein schien. Es ist, als tanzte diese Frau gerade die vergangenen Jahre weg, in denen sie so selten Lust hatte und ich schon die Sirenen hörte. Jetzt wogt sie ihren Körper, den Hut hat sie längst abgenommen, die elegante enge Hose ausgezogen, die lockigen Haare geöffnet – diese Frau ist mir in den vergangenen Monaten manches Mal fremd erschienen. Ich hätte das nicht für möglich gehalten.

Auch jetzt. Sie stellt einen Fuß auf meinen Oberschenkel und lässt ihn mich streicheln und küssen. Man muss einfach machen, denke ich, nicht nur reden und drüber nachdenken. Machen ist das beste Rezept. Und das haben wir in den letzten Monaten getan. Vieles ausprobiert, vieles nicht. Weil wir auch unsere Grenzen besser kennengelernt haben. Der Reiz des Fremden – natürlich bleibt er, und natürlich ist es nicht möglich, die Frau, mit der man zehn Jahre zusammen ist, gänzlich neu zu entdecken, aber ab und an kann es gelingen.

Es ist bereits das dritte Lied, das läuft. Sie trägt nur noch High Heels. Vicki oder Annett oder Angel im Striplokal mögen besser tanzen können, sie machen es ja seit Jahren, sie mögen auch schön sein und tolle Beine haben. Aber für sie ist es nichts Besonderes zu strippen, sie machen es jeden Tag. Anders als Ann. Ich überlege, ob ich Ann einen Geldschein unters Höschen klemmen soll, aber ich habe gar keinen dabei. Außerdem wäre dieser Tanz gar nicht zu bezahlen. Im Gegensatz zu Vicki, Annett und Angel traue ich mich, Ann anzufassen. Ich muss keine Angst haben, dass gleich ein Stiernacken ins Schlafzimmer kommt und mich hochkant hinauswirft. Anders als bei Vicki, Annett und Angel weiß ich, dass Ann nervös war beim Tanzen, ein bisschen unsicher, und jetzt ist es an der Zeit, sie in den Arm zu nehmen. So liegen wir eine Weile in diesem großen Bett, das wir uns der Kinder wegen angeschafft haben. Und dann sage ich: »Ich hoffe, das war nicht unser letzter Sex.« Und sie sagt:

SIE:

»Sonst müssen wir eine Fortsetzung schreiben.«

Um, wie immer, ganz ehrlich zu sein: Ich war aufgewärmt. Von den gesamten letzten Wochen und Monaten im Zeitraum des Tests. Das mag nicht ausschließlich und direkt am Sexperiment liegen, aber viel. Sex ist immer ein Spiegel der Seelenlagen. Es lag auch daran, dass ich wieder zu mir gekommen bin nach Jahren der Erschöpfung, mit kleinen Kindern, einem fordernden Job, mit Sorgen und manchmal sogar Nöten, müde und kaputt, wenn man sich sehr oft wundert: »Diese angespannte Frau – das bin ich?« Ich hatte mich völlig verloren. Und dann endlich wieder genug Raum und Ruhe, einen Vorsatz – und, nach ein wenig Übung, auch die Einsicht: Humor ist zwar lustig, aber nicht in jeder Lebenslage. Das mit dem Sex muss man ernsthaft wollen. Nicht kichern. Seinen Körper ernst nehmen und schätzen und zeigen.

Ich war tanzen, an dem Abend, als ich eigentlich in der Strip-Bar hätte sitzen sollen. Ich habe ausgelassen und wild getanzt, auch mit fremden Männern, auf Hautfühlung und mit Beckeneinsatz, und noch zwölf Stunden später fühlte sich mein Körper an, als wäre er soeben aufgetaut, alles prickelte. Ich fühlte mich gelöst und frei. Es war mir wieder ein- und zugefallen: dass ich mich gut und sexy fühlte und dass mir wieder bewusst war, dass ich tanzen konnte, unbeschwert und ohne Scham.

Eine Freundin hatte einmal, nachdem sie das erste Kind bekommen hatte, gesagt: »Man wird da plötzlich so genant.« Man entfernt sich aus dem Körper, wie man ihn nutzte. Er wird umfunktioniert durch ein Baby. Erscheint einem verletzlicher. Man will ihn schützen und nicht ausstellen. Man wird »gschamig«, wie sie im katholischen Süden sagen: scheu, schüchtern, prüde. Daher das Lachen. Man ist stolz auf den eigenen Körper, der das Wunder der Geburt und der Nährung hervorbringen kann. Und darüber verliert man ein wenig den Stolz auf seine reizenden Fähigkeiten.

Ich hatte Lust zu tanzen. Zum Strip vor meinem eigenen Ben Hase war es da nicht mehr weit. Ich las das ausführliche Kapitel *Verlockung vor dem Vorspiel – der heißeste Strip aller Zeiten*, in dem der Autor Arne Hoffmann kenntnisreiche Tipps gibt. Welche Musik? Welche Kleidung? Welche Tanzschritte? Er riet mir, ähnlich wie meine Schauspielerfreundin, mich auch beim Tanz in eine Rolle zu begeben – eine Rolle, in der ich mich wohl fühle. Ich bin ja Amateurin. Nichts Extremes. Also auf keinen Fall Sekretärin, Nonne oder Schulmädchen. Da müsste ich mich zu sehr verstellen. Das würde den Unernst fördern.

Er kolportiert Ergebnisse aus der Dessous-Forschung, wonach Männer überraschenderweise auf Apricottöne stünden, also doch auf das unschuldig Zarte, und weniger auf das aggressive Rot oder das kühle Blau. Egal, ich werde meinen lila BH anziehen, und das Baby-Doll-Dessous von Ben Hase, inklusive G-String, aber darüber noch – Tipp vom Strip-Experten – einen Slip, da hat man mehr Suspense zu entkleiden (und außerdem mag ich nicht mit meinen nackten Po-Backen prahlen, dafür sind die nicht geschaffen.) Prahlen kann ich mit Beinen, Armen und langen Haaren. Ich lasse kein Klischee aus.

Interessanterweise pikieren oder amüsieren sie mich nicht mehr, möglicherweise habe ich wirklich etwas gelernt. Also ziehe ich das ganze Register: Netz, Stöckel, Puschelboa, Dekolleté – und für mein positives Selbstwertgefühl eine Marlene-Hose und einen Cowboyhut. Hut ist gut, sagt eine Stripperin zu Hoffmann, Männer raunten immer bewundernd, wenn man seine Haare wallen ließe.

Des Weiteren zitiert Hoffman den Cowboy Ronald Reagan, dem zufolge es »am wichtigsten sei, nicht über die Möbel zu stolpern«. Auf dem Set. Im Weißen Haus vielleicht auch. Ich räume das Schlafzimmer auf, drehe die Heizung hoch, mache Schummerlicht für etwaige Schattenrisse an der Wand (wie im »Film noir«, sagt Hoffmann, offenbar auch so ein Cineast wie ich) und lasse den Teppich liegen, falls ich spontan »die Schere« oder den »Phantomfick« improvisieren will. Was ich bezweifle, denn als Anfängerin kann ich mir noch gerade den »Katzengang« vorstellen oder, als bukolisches Element (so ganz habe ich ja den Humor nicht aufgegeben) das »Brustwackeln«.

Endlich kommt die Ben-Hase-CD zum Einsatz, die ich vor Monaten zubereitet habe, darauf Massive Attack, the Gotan Project und das Vorspiel zu Isoldes und Tristans *Liebestod*. Hoffmann rät zu drei Musiken in abschwellendem Bocksgesang, also: erst laut und wild, dann immer reduzierter. Ich mische die Sache noch mal neu:

1. Massive Attack: *Unfinished Sympathy*, weil das exakt der Rhythmus ist, den ich beherrsche. Und weil ich es einen guten Titel für unser Test-Ende finde.
2. *You Can Leave Your Hat On* – aber nicht von Joe Cocker, das fand ich schon immer zu platt, sondern von

Etta James. Das ist meine kleine emanzipatorische Spitze. Die brauche ich. Ich habe in letzter Zeit so viele Dinge zu Ben Hases Gefallen getan, manchmal kam es mir sogar so vor, als wäre da ein gewisses Ungleichgewicht, ein gewisser Erfolgsdruck drin gewesen: Ich muss alles Mögliche tun, damit Ben Hase nicht den Ruf der Sirenen vernehmen will. Wie unfair! Doch dann fällt mir meine Synapsenverkupplung wieder ein, als ich damals zum ersten Mal dachte: »Inwiefern würden Sie sich selbst einen Gefallen tun, wenn Sie sich mehr um Ihr Liebesleben kümmern würden?« Und in gewisser Weise habe ich ebendiese suggestive These ja nun erfolgreich in die Praxis umgesetzt.

3. Also doch noch ein Gefallen für Ben Hase: Ich mach ihm die Carla Bruni. Ich wähle *Je suis une enfant*, nicht wegen des Textes (den wird er in dem Moment eh nicht verstehen, der alte Französisch-Könner), sondern wegen des Rhythmus, der hat so etwas Schunkeliges.

Eigentlich bin ich überhaupt nicht aufgeregt. Denke ich. Dann zittern doch die Beine. Ich bleibe ernst, auch wenn ich mal lächle. Ich bin bei mir. Die Stöckel verhakeln sich im Teppich, ich hätte auch beim Bodenbelag auf Ronald Reagan hören sollen. Kleider von sich werfen ist weniger schwierig, als ich dachte. Schwierig ist die Variation, man neigt zu den immer gleichen Gesten. Körperwellen und Haarschleudern, das will geübt sein. Ich finde mich gar nicht schlecht. Das Timing stimmt. Erst mit dem letzten Takt der Präsidentengattin fällt mein letztes Kleidungsstück.

Der Tango begleitet unseren letzten Akt. Als wir einander in den Armen liegen, ertönt das Vorspiel zum Liebestod. Und ich muss nicht mal lachen. Sondern denke: Wie unfassbar schön. So eine Liebe.

ANHANG

Liste der getesteten Ratgeber

Lou Paget: Der perfekte Liebhaber: Sextechniken, die sie verrückt machen, Goldmann Verlag 2008

Lou Paget: Die perfekte Liebhaberin: Sextechniken, die ihn verrückt machen, Goldmann Verlag 2008

Paul Joannides: Wild Thing: Sextips for Boys and Girls, Mosaik Verlag 2008

Sylvia de Béjar: Warum noch darauf warten?: Sextipps für Frauen, dtv 2003

Ian Kerner: Mehr Lust für ihn: Was Männer beim Sex verrückt macht, Goldmann Verlag 2007

Arne Hoffmann: Sex für Fortgeschrittene: Der Erotik-Ratgeber, von dem die Welt spricht, Marterpahl Verlag 2006

Maria Schäfgen: Kommen Sie doch, wie Sie wollen. Homöopathische Wege zur weiblichen Lust (Taschenbuch), Orlanda Frauenverlag 2004

Anne Hooper: Play Sex, Dorling Kindersley 2007

Tracey Cox: Hot Box: Pocket Supersex – Superflirt: 2 Bände, Dorling Kindersley 2007

Emily Dubberley: Sex! Wilde Varianten, Goldmann Verlag 2008

Elizabeth Davis: Sex in jedem Lebensalter: Ein Wegbegleiter für Frauen, Orlanda Frauenverlag 2007

Kalashatra Govinda: Tantra Massage: Die hohe Kunst der erotischen Berührung, Südwest Verlag 2006

David Schnarch: Die Psychologie sexueller Leidenschaft, Klett-Cotta 2007

Emily Dubberley: Sex und hopp. So bekommen Sie Sex, ohne den Mann behalten zu müssen, Goldmann Verlag 2006

Ulrich Clement: Guter Sex trotz Liebe: Wege aus der verkehrsberuhigten Zone, Ullstein Verlag 2008

Jürg Willi: Psychologie der Liebe: Persönliche Entwicklung durch Partnerbeziehungen, Rowohlt Verlag 2004

Das Kamasutra: Mit Umzeichnungen von indischen Miniaturen des 18. und 10. Jahrhunderts, Otus Verlag 2006

Mike Kleist: Geheimwissen männlicher Multi-Orgasmus, Heller Verlag 2008

Janosch: Mutter sag, wer macht die Kinder?, Mosaik Verlag 1992

Alex Comfort: Joy of Sex. Freude am Sex, Ullstein Verlag 1983

Nina Puri

Ü-30-Krankheiten

Der große Ratgeber.
Als Letzter erkennen.
Als Erster bekommen.

Ü-30er denken nicht im Traum daran, die herbstlichen Gefilde des Lebens anzusteuern. Sie rocken den Dancefloor und benötigen danach sofortige orthopädische Behandlung. Sie stellen ihre Memoiren in Blogs und scheitern am unbekannten Fehler 127 fsDSIntErr. Sie bauen Wintergärten und außerehelichen Mist und versuchen beides von der Steuer abzusetzen. Sie fliegen mit Rollköfferchen ans Ende der Welt, laden sich »Stairway to heaven« auf den iPod, begehen Selbstmord durch Jogging, glauben an Umckaloabo, Jamie Oliver, flexibles Arbeiten und den Dalai Lama, tragen wichtige Titel und Krähenfüße und haben trotzdem immer noch keinen Schimmer, wie das Leben eigentlich geht.

Was tun? Ruhe bewahren, die Geranien gießen und im ABC der gefährlichsten Ü-30-Krankheiten nach Rat suchen!

Knaur Taschenbuch Verlag